動画で体感！
ステップアップ歯周外科
診断・手順・テクニック

DVDビデオ付

安東俊夫 著

医歯薬出版株式会社

This book was originally published in Japanese
under the title of :

DOGA DE TAIKAN! SUTEPPU APPU SHISHUGEKA—SHINDAN・TEJUN・TEKUNIKKU

(Video Experience! Step up Periodontal surgery—Diagnosis, Procedure, Technique)

ANDO, Toshio
 Ando Dental Clinic

© 2013 1st ed.

ISHIYAKU PUBLISHERS, INC.
 7-10, Honkomagome 1 chome, Bunkyo-ku,
 Tokyo 113-8612, Japan

はじめに

　歯周病は国民の多くが罹患しているにもかかわらず，初期段階では病気としての自覚症状に乏しいという現実があるためか，その受診率は低いようです．しかし一方では，歯周組織の再生，歯周環境の再構築，ひいては補綴物を取り巻く歯周組織をも含めた美しさを求める患者さんもいらっしゃいます．そのような要求に応えるためにも，今後，歯周病治療のなかで歯周外科処置が占めるウェイトはますます重くなっていくものと思います．
　また，インターネットなどの発達により，最新の歯科治療の情報も簡単に入手できるようになってきました．そのため，歯周病治療も成功して当たり前，すべてにおいて簡単に短期間で綺麗にできるのがふつうなどと，過剰な期待をもたれる患者さんも存在します．
　歯周病治療は，病因の除去，歯周組織の再生，審美性の獲得はもちろんのこと，患者さんにとって満足のいく結果，予知性をも問われる時代になってきているのだと実感する昨今です．このような傾向は，これから歯周外科に取り組もうとする若い歯科医師にとって，相当なプレッシャーになっていることは想像に難くありません．
　歯周外科には，周知のように多くの術式があり，目的も多様で，習得にも時間がかかります．ですから，できれば歯周外科は避けて通りたい，外科処置なしで治療を終わらせたい，術後に腫れたり期待どおりの結果が出なくて患者さんから不信感を抱かれるのがいやだ，といったような気持ちも理解できます．

　本書は，『歯界展望』に3回に分けて連載（2010年1〜4月，2011年1〜3月，8〜12月号）した，『一歩進んだ診療のための歯周外科STEP UPセミナー』の内容に加筆，修正したものです．何事もはじめの一歩が大事です．そのため，歯周外科に着手する前準備から手技の実際までを，できるだけわかりやすく解説しました．
　Step1では，最初に歯周外科に用いる多様な器具の種類および選択方法を，後半に手術環境の整備，実際の処置現場での注意点などについて説明しています．Step2では，歯周外科の基本手技である，切開から縫合までを述べました．基本的な手技，ポジショニングや実際の動き，細かなメスさばきなどは，図や写真のみでは伝えにくいところがあります．本書では付録DVDビデオの動画で，実際の処置を見て，手技のイメージを膨らませてもらえるようにしました．Step3においては，歯周外科の4つのカテゴリー（切除療法，組織付着療法，再生療法，歯周形成外科手術）について，それぞれの目的と治療のゴール，術式，分類と概念について，また手術を行うタイミングなどについて記しました．ここでも，症例を提示して，一連の術式，注意点を，写真，図，動画にて紹介しました．

　今後，さらに新たな治療法や術式が紹介され，あるいは歯周病治療の流れが変わることもあるかもしれません．しかし，基本的な器具操作や手技は変わりません．それを会得して習熟することで，新しい方法にもチャレンジでき，患者さんに喜んでもらえる治療を提供できるのだと思います．
　本書が，これから歯周外科処置に取り組んでみようと思っている若き歯科医師，また歯周外科手術のさらなるレベルアップを目指している諸先生方にとって，よき手引書となれれば望外の喜びです．

　最後に，いつもあたたかくかつ厳しくご指導いただいている下川公一先生，IPOI学会を通して示唆をいただいている糸瀬正通先生，山道信之先生，ともに学ぶ経基臨塾の諸先生方，PABCの先生方，私をサポートしてくれている当院のスタッフ，技工を担当してくれた宮崎英樹先生，本書の出版にご尽力いただいた医歯薬出版　歯界展望編集部・藤本憲明氏，書籍編集部・若林由紀子氏に心から感謝の意を表します．

2013年　新春の日に　　　　　　　　　　　　　　　　　　　　　　　　　　安東　俊夫

CONTENTS

動画で体感！
ステップアップ歯周外科 ―診断・手順・テクニック―
DVDビデオ付

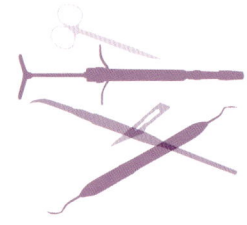

Step1 器具の選択と手術環境の整備

1章 自分にあった器具を見つけよう　　10
弘法は筆を選ばずというけれど……意外と大切な器具選択

- ■歯周外科治療の位置づけ……10
- ■歯周外科に必要な器具……12
- ■歯周外科器具の選択……13
- ■高価な器具は寿命が長い？……14
- ■処置に対するイマジネーション力を高めよう！……14

2章 切開・剝離時に用いる器具　　16
基本中の基本……各器具の操作法をマスターしよう

- ■歯周外科の最初のプロセス/切開・剝離……16
- ■替刃メスハンドルと替刃メス……16
- ■剝離子……19
- ■ピンセット……19
- ■その他の器具……20
- ■切開・剝離のポイント……22

3章 縫合時に用いる器具　　24
鮮やかな縫合のために……ひたすら練習に励むべし

- ■縫合は治癒を導く重要なステップ……24
- ■縫合針……24
- ■縫合糸……25
- ■持針器……28
- ■剪刀（ハサミ）……30
- ■縫合の目的はさまざま……30

4章 手術環境の整備　　32
学んで実践……スタッフとともにトレーニング

- ■清潔と不潔……32
- ■手術場所の選択……32
- ■手術ではアシスタントとの連携が大切……34
- ■手術の前準備……34

🎬：本文に対応する動画

- ■口腔内外の消毒と術野のドレーピング……35
- ■手指消毒と第1〜3アシスタントの役割分担……35
- ■術後の処理……38

Step2 歯周外科の基本手技と基本概念

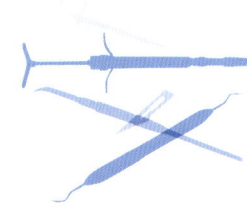

1章 切 開　42
外科の原点……すべての歯周外科はここから始まる

- ■切開の基本/望ましい切開とは……42 🎬01 🎬02
- ■切開の実際……43
- ■切開の種類……44 🎬03
- ■切開線のデザイン……46 🎬04 （Sample Case A）

2章 剝離と縫合　50
それぞれのステップを確実に行う……良好な治癒を導くために

- ■剝　離……50
- ■全層弁剝離……50 🎬05
- ■部分層弁剝離……51
- ■病的組織の郭清・根面の清掃……52 🎬06 🎬07
- ■縫　合……52 🎬08
- ■縫合の種類と方法……54 🎬08
- ■結紮法……56 🎬09 🎬10 （Sample Case A）

3章 歯周外科を効果的に行うには　58
成功の鍵を握るのは……適応の見極めと治療オプションの選択

- ■歯周病治療における歯周外科の位置づけ……58
- ■歯周外科の目的……58
- ■歯周外科の種類……60
- ■歯周外科処置を行うタイミング/術前の歯周基本治療が大切……62
- ■歯周外科の適応基準……62
- ■歯周外科処置のオプション……63 🎬11 （Sample Case B）

CONTENTS

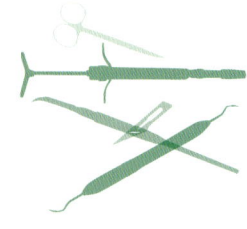

Step3 歯周外科の実際

1章 切除療法と組織付着療法　　68
動画で確認……歯周外科の基本術式

- 術式の選択は？……68
- 切除療法……68 [12]
- 組織付着療法……73 [13]
- 2つの外科処置の比較……76

2章 歯周組織再生療法　　78
チャレンジしよう……再生療法

- 骨移植……78
- 再生と修復……79
- GTR法……80
- EMDを応用した方法……80
- EMDを応用した方法の術式……82 [14] [15]

3章 歯周形成外科手術/結合組織の採取　　88
大胆かつ繊細に……動脈性の出血に注意

- 歯肉-歯槽粘膜療法から歯周形成外科手術へ……88
- 歯周形成外科手術の種類……88
- なぜ結合組織なのか？……89
- 採取部位の選択……90
- 結合組織採取の実際……92 [16] [17] [18]
- 供給側の治癒……98

4章 歯周形成外科手術/歯肉退縮への対応　　100
こんなはずでは……事前の説明が重要

- 天然歯・補綴予定歯に対する歯周形成外科手術……100
- 審美的な問題点としての歯肉退縮……100
- 有茎弁移植法……101
- 遊離結合組織移植法……101 [19] [20]

5章　歯周形成外科手術/欠損部歯槽堤への対応　108
歯槽堤増大術……望ましい自然感を得るために

- 欠損部歯槽堤の吸収……108
- ブリッジの前処置としての歯槽堤増大術……108　動画21　動画22

動画目次

＜Step2　歯周外科の基本手技と基本概念＞

01　ライニングとディープニング……43
02　ソーイングモーション……43
03　歯肉溝内切開と歯肉辺縁切開……44
04　Sample Case A／切開……49
05　全層弁剥離と部分層弁剥離……50, 51
06　歯冠周囲組織の除去……52
07　掻爬・根面の清掃……52
08　外反縫合とさまざまな縫合法……54
09　さまざまな結紮法……56
10　Sample Case A／剥離・掻爬・縫合……57
11　Sample Case B の外科手術……65

＜Step3　歯周外科の実際＞

12　切除療法／歯肉弁根尖側移動術・Case1……70
13　組織付着療法／フラップ手術・Case2……74
14　補綴処置を前提とした歯への再生療法・Case3……83
15　天然歯への再生療法・Case4……86
16　口蓋からの上皮付き結合組織の採取・Case5……93
17　口蓋からの上皮下結合組織の採取・Case6……94
18　上顎結節部からの上皮下結合組織の採取・Case7……95
19　遊離結合組織移植法／根面被覆術・Case12……104
20　遊離結合組織移植法／付着歯肉増大術・Case13……106
21　ロール法（部分層弁法）による歯槽堤増大術・Case14……112
22　インターポジション型グラフトによる歯槽堤増大術・Case15……114

さくいん……116
参考文献……117
DVDビデオについて……118

Step 1
器具の選択と手術環境の整備

　歯周病治療において，歯周外科処置は万能ではありませんが，この選択肢は強い味方になります．

　まず，歯周病治療のなかで歯周外科処置がどのような役割を担っているかを確認してください．そのうえで，使用する手術器具選びから始めましょう．

　歯科治療では，器具の選択はとても大事です．歯周外科の目的や術式について学び，実践するには，どんな器具が必要なのか理解してください．そのうえで，自分にあった器具を選び，その扱いに習熟することが必要です．

　そのためには，実際に手術器具を手に持ち，なじませ，操作方法，結紮法などを，繰り返し練習し，手の内の技術としなければなりません．「手に手技，器具を覚えさせる」ことがが望ましい手術を行ううえでの基本なのです．

　また，手技は基本ですが，一方，「準備のよしあし」により治療結果が左右される場合も多くあります．「歯周外科手術」をスムーズに行うために，医院として行っておくべき環境の整備についても解説します．

Step 1

1章 自分にあった器具を見つけよう
弘法は筆を選ばずというけれど……意外と大切な器具選択

歯周外科治療の位置づけ

歯周病の治療は，歯周組織検査に始まり，診断，歯周基本治療，再評価を経て，その後，必要があれば歯周外科治療を行います（**図1**）．

歯周外科治療は，歯周基本治療では除去できなかった原因因子や炎症を外科的に除去することで，歯周組織の治癒や再生を得るために行われます．

現在，日本歯周病学会では，歯周外科手術を**図2**に示すような4つのカテゴリーに分類しています．

日常臨床では，歯周組織を含めた補綴物全体の「美しさ」を求める患者さんの要望から，歯周病の原因の除去はもちろん，歯周環境の整備を伴った外科処置を行うことも多くなってきています（**図3**）．しかし筆者は，歯周病治療のなかでは歯周基本治療が「主役」，最も重要な処置であり，歯周外科治療はどちらかというと脇役だと思っています．

確かに，正しい診断のもとに的確な歯周外科処置を行えば，環境は確実に改善できます．しかし，それは長い歯周病治療のなかでは一時期のことにすぎません．その状態を維持するためには，きめ細かな長期のメインテナンス，サポーティブペリオドンタルセラピー（supportive periodontal therapy，以下SPT）といった，地道で継続的な治療が必要であることを，まず肝に銘じておく必要があります．

現在は，歯周病治療についての情報も豊富ですし，雑誌，講習会など，学びの機会も多々あります．また，歯周外科に用いる器具についても，いろいろな成書や学術雑誌，カタログなどで紹介され，その選択に迷うことも多いのではないかと思います（**図4，5**）．

一方，患者さんの口腔内の状況判断や治療の選択基準が曖昧なまま，安易に難易度の高い症例に着手してしまい，その結果，かえって治療がうまく進まず，患者さんからの信頼を失ってしまったという事例を耳にすることもあります．

何事も基本が大事です．最初は先人の教えを引き継ぎ，同じように自分で行ってみて，それを繰り返すうちに，少しずつ自分なりにモディファイできるようになるものです．

1章 自分にあった器具を見つけよう

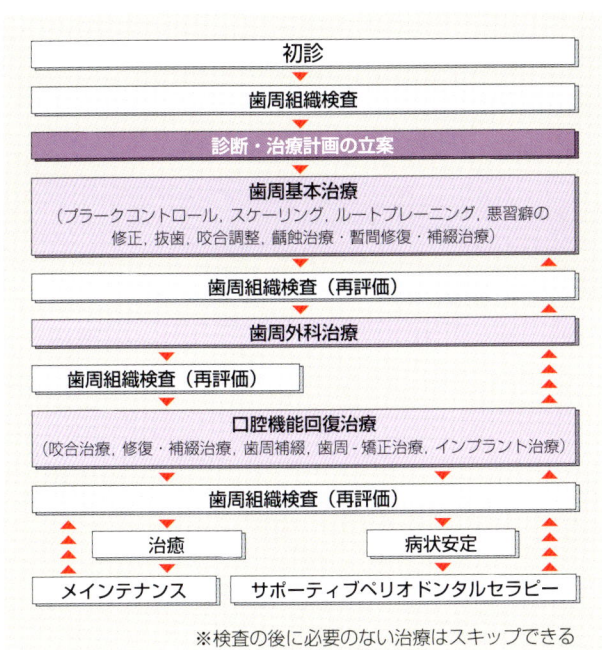

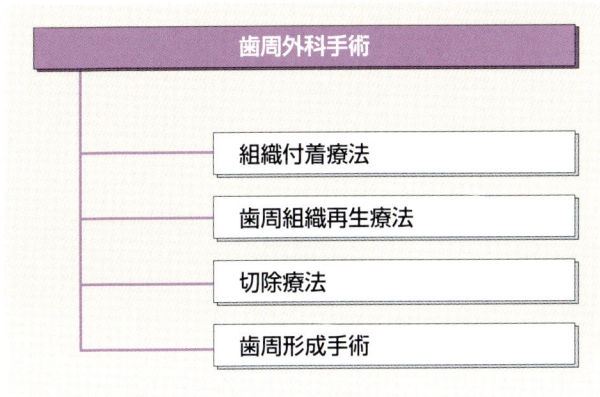

図2 歯周外科手術の分類（日本歯周病学会）

図1 歯周病治療の流れ（日本歯周病学会）
　　歯周外科治療は歯周病治療の主役ではない

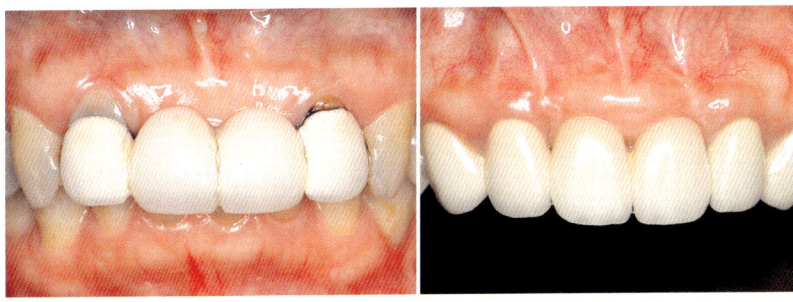

図3 歯周組織にも配慮した，より審美性の高い歯周補綴治療も要求される時代になってきている．左：術前，右：術後

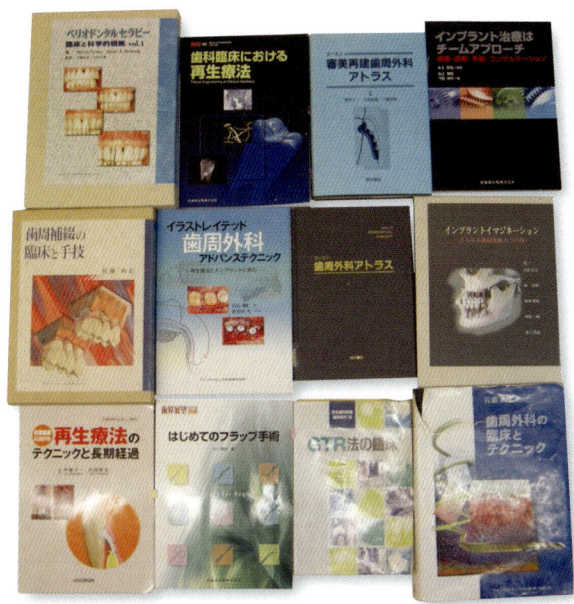

図4 歯周外科に関連する成書，学術雑誌の一例

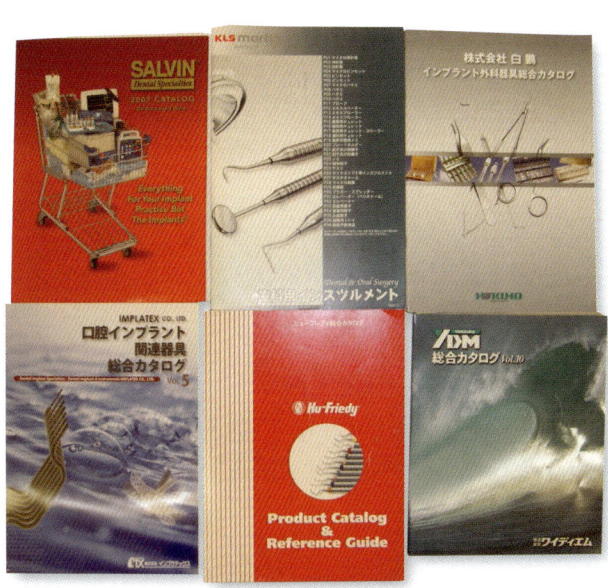

図5 歯周外科器具に関連するカタログの一例

11

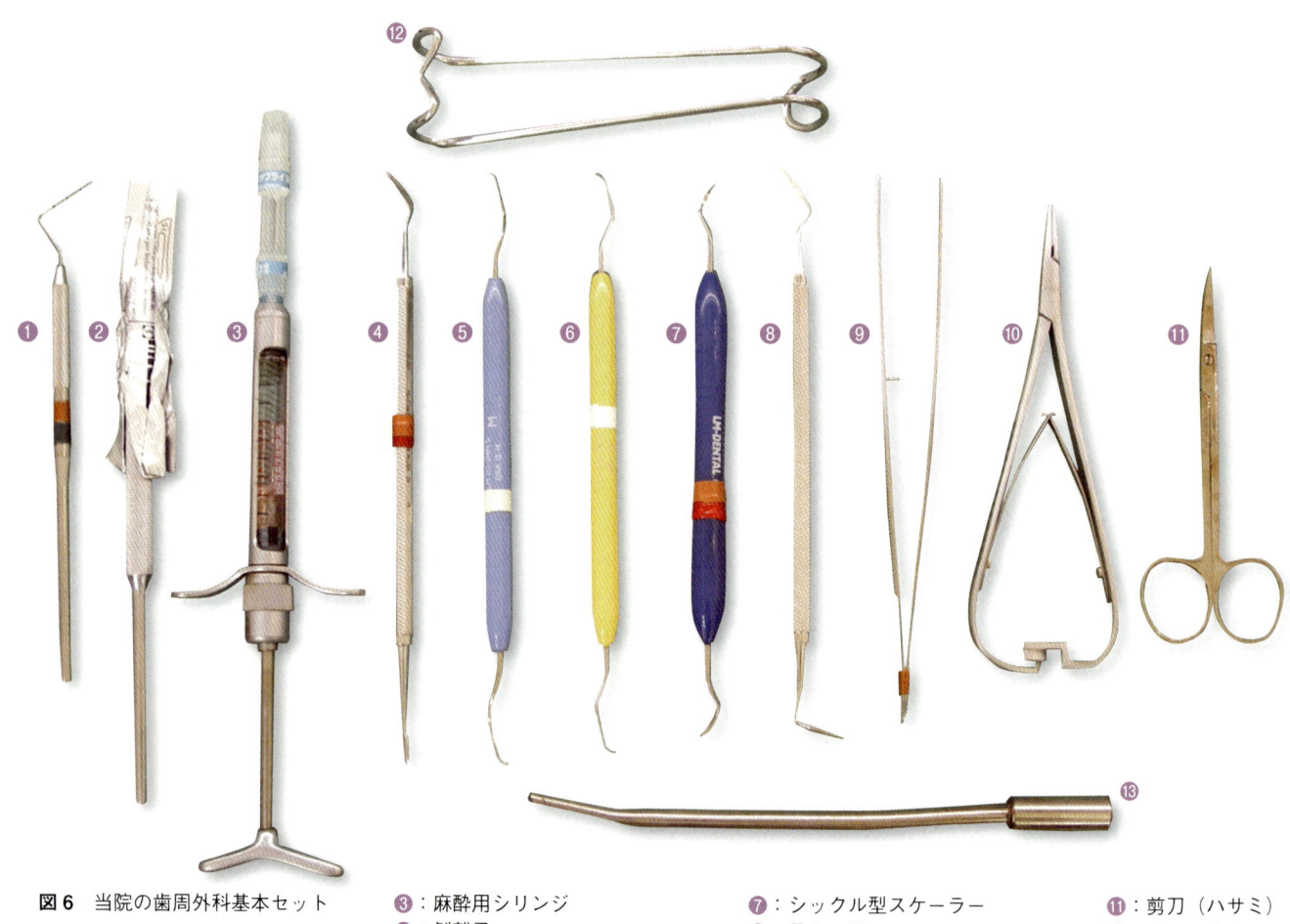

図6 当院の歯周外科基本セット
❶：ポケットプローブ
❷：替刃メスハンドル
❸：麻酔用シリンジ
❹：剥離子
❺：臼歯部用スケーラー
❻：前歯部用スケーラー
❼：シックル型スケーラー
❽：骨ヤスリ
❾：ピンセット
❿：持針器
⓫：剪刀（ハサミ）
⓬：リトラクター
⓭：外科用吸引管

　まずはスタンダードな方法で実際に処置を行ってみて，それに慣れ親しむうちに，その術式のなかで自分に合った器具の選択や，使用法を確立していくのが一番であると考えています．そこでまず最初に，外科器具の選択や使用方法の観点から，歯周外科治療を眺めてみたいと思います．

歯周外科に必要な器具

　歯周外科の基本プロセスは，①粘膜の切開，②歯肉弁の剥離・翻転，③病的組織の郭清・根面の清掃，④縫合です．

　歯周外科に必要な基本セットとして，当院では**図6**のような器具を準備しています．

　歯周外科処置の目的や，処置の複雑さや，繊細さ，難易度によって使用器具もさまざまなものが必要となってきます．そのため，基本セットのほかに，骨補填用（**図7**），再生療法用（**図8**），切除用（**図9**），歯周形成外科手術用（**図10**），インプラント用，サイナスリフト用など，処置目的別に器具のセットを作り，あらかじめ準備しておきます．もちろんオーバーラップする器具もありますが，セット組しておくことで，スムーズに手術を行うことができます．

1章 自分にあった器具を見つけよう

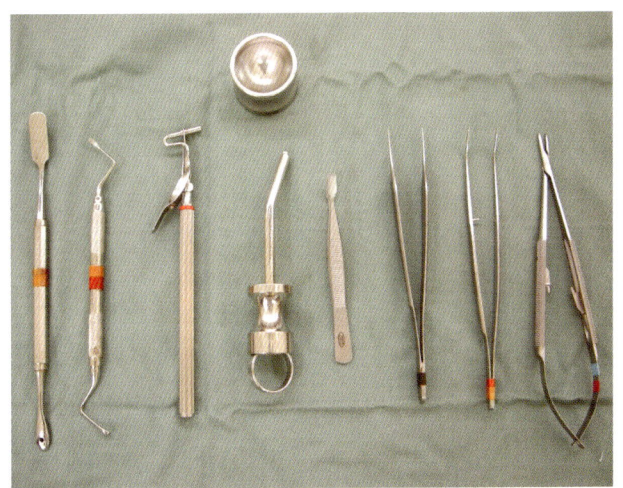

図7 骨補填セット

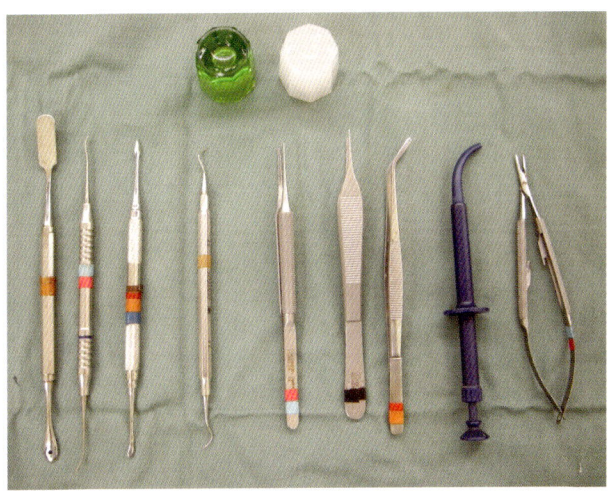

図8 再生療法セット

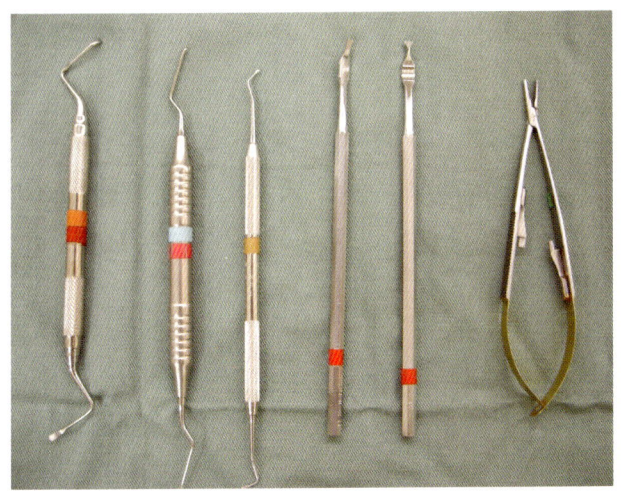

図9 切除セット

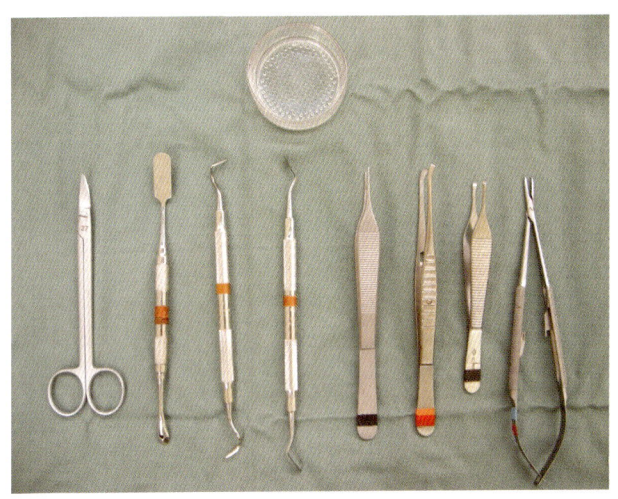

図10 歯周形成外科手術セット

　歯周外科器具は，皆，形状が似ています．よく注意して器具の先端を見ないと，判別のつかないものもあります．そのため，カラーコードでマーキングをして器具を分別し，すみやかに選択できるようにしておくと，手術時間の短縮，効率化がはかれます（**図6〜10**）．

▎歯周外科器具の選択

　歯周外科器具は，さまざまなメーカーから同じ使用目的のものが販売されており，デザインや形状など，多くのバリエーションがあります．そのため，メーカーによって微妙に使い勝手が違うことも珍しくはありません．

　人の手は一人ひとり皆違い，感触の好みもいろいろです．手の大小，指の長短，手先の器用さ，術者の技量，行う手術の目的，部位，難易度などに応じて，自分にとって「使いやすい器具」を探しだすことも，上達への有効な道筋です（**図11，12**）．

　学会や講演会，デンタルショーなどでの企業展示に足を運び，目的とする器具を実際に手に取って操作してみることをお勧めします．

また，器具の価格もまちまちです．たとえば持針器の場合，Castroviejo type は，歯周形成外科手術や繊細な縫合操作には欠かせません．しかし，この器具の価格は，安価なものは数千円程度ですし，高価なものは数万円までと，大きく異なります．また剪刀（ハサミ）も，形状の違いはあるものの，かなりの価格差があります．

　これらは，同じ種類の器具でも，メーカーごとのデザインのよしあし，先端がステンレス製かカーバイド製か，あるいはチタン製かといった仕様によっても異なるようです（**図 13，14**）．

高価な器具は寿命が長い？

　手術器具には消耗品が多くあります．使っていくうちに切れ味が悪くなったり，把持力が落ちてきたり，先端が変形したりすることもあります．

　筆者もいろいろな器具を使い比べてみましたが，個人的には価格・寿命・使い勝手の3つの要素は必ずしも正比例していないように感じています．しかし，よい器具は価格に比例して長持ちするわけではありませんが，概して術中の「ここぞ！」というときの細かい使い勝手，繊細な操作に向いていることが多く，やはり「よい器具は使いやすい，安心感がある」というのが実感です．

　私たち開業医にとっては，器具を大切に使うことも必要です．

　歯周外科処置には，基本的なフラップ手術，再生療法，歯周形成外科手術など多くの種類，術式があり，それぞれ手術自体の難易度も異なります．したがって，当然，同じ器具でも異なる繊細さ，使い勝手が求められます．

　そこで筆者は，手術の難易度によって同じ器具でも自分なりに使い分けし，それほど繊細さが求められない場合は，よい器具を温存して通常の器具で行い，大事な器具を長持ちさせる工夫もしています（このようなことはそれぞれの歯科医師の好みの問題でしょうが……）．

処置に対するイマジネーション力を高めよう！

　歯周外科処置を始める前に，術前の状態から術後の状態をイメージできるよう，トレーニングしておくことが大切です．そのために，事前に手術の手順を書き出し，手術の詳細な計画を立てる「ペーパーサージェリー」などをして，イマジネーションを鮮明にしておく必要もあるでしょう．

　そうすることで，処置に必要な器具も自ずと明らかになるので，きちんと準備できるということになります．また，術中に突然のトラブルにみまわれても，余備の器具の想定ができていれば，あわてて器具を探したりするといった時間のロスを最小限にすることができます．

　一つの手術に対して考えられるトラブルや突発事項をあらかじめ考え，対処法もイメージし，そのための器具の準備もしておく……．こうした術前の取り組みは，手術時間の短縮につながるだけでなく，感染の機会などを減らし，患者さんも快適な治癒を得ることができるなど，結果として完成度の高い歯周外科処置につながるのです（**図 15**）．

1章 自分にあった器具を見つけよう

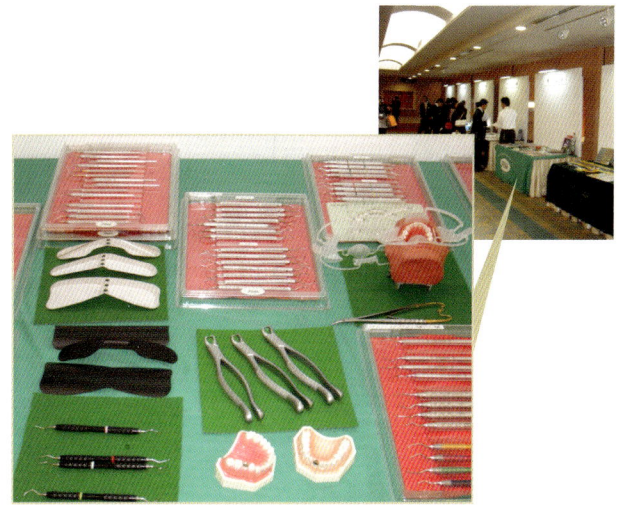

図11 学会や講演会,デンタルショーなどでの企業展示に出向いて,実際に手に取って器具を扱ってみることも大切

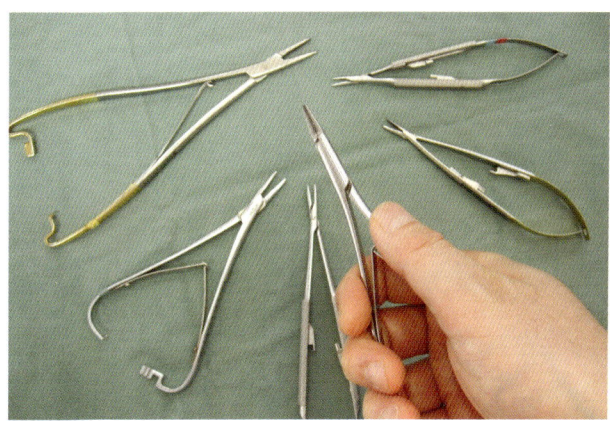

図12 自分の手の感触になじむ器具を探そう

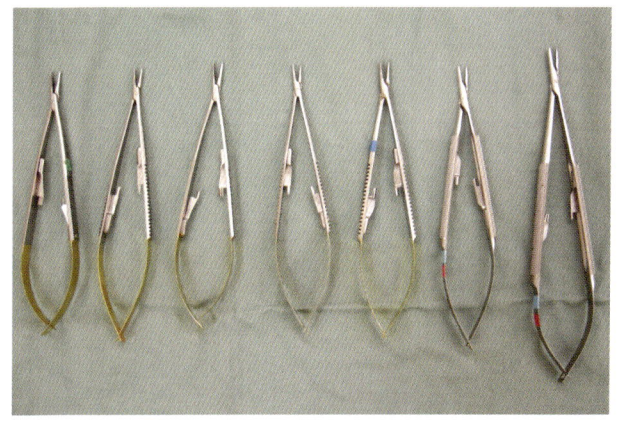

図13 同じCastroviejo typeであっても,形状,価格に多くのバリエーションがある

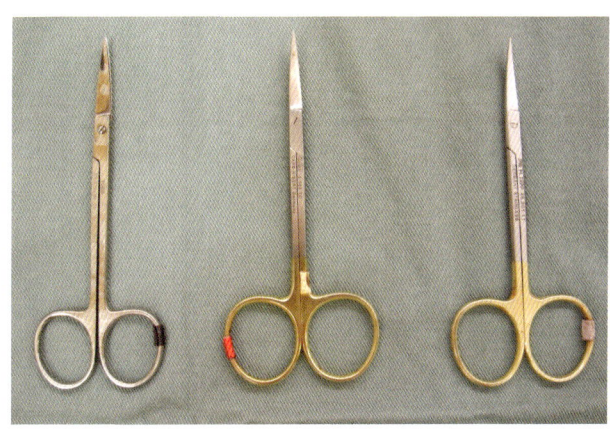

図14 剪刀も,形状が同じでも,さまざまな種類がある

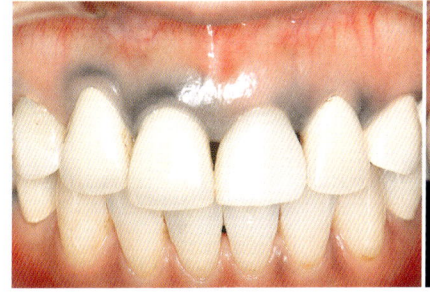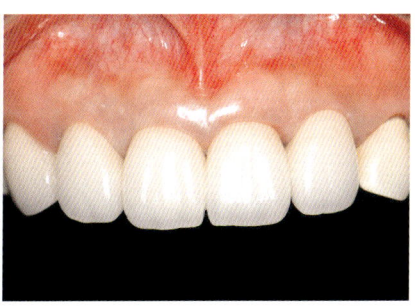

図15 この症例の場合,数種類の歯周外科処置を行っている.術前の状態を見たとき,術後をいかに正確にイマジネーションできるかがポイント.左:術前,右:術後

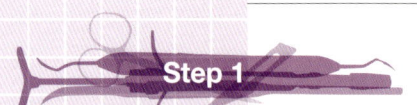

2章 切開・剥離時に用いる器具
基本中の基本……各器具の操作法をマスターしよう

■ 歯周外科の最初のプロセス/切開・剥離

　歯周外科にかぎらず，外科処置は，まず切開，そして剥離というプロセスから始まります．これを不安なく行えるよう，用いる器具に習熟してください．
　術前診査の結果，必要に応じて歯周外科基本セット（1章，図6）に種々の器具を追加して準備します（**図16**）．

■ 替刃メスハンドルと替刃メス

1. 替刃メスハンドル

　鋭利できれいな切開線，切断面は，あとに続く弁の剥離・翻転，縫合といった手術操作をスムーズに行うための大切な出発点です．まずメスを入れる前に，組織のどの部分をどこまで切開するのか，またその角度など，解剖学をふまえた，三次元的な切開のイメージをもつことが大切です．そうすることで，口腔内という狭小な環境下でスムーズに操作しやすい器具を選ぶための基準がより明確になります．
　替刃メスハンドルは，把持部の形状により，平面型，円筒型の2種類があります（**図17**）．
　平面型は直線的な切開を入れるのに向いており，通常，胡弓執刀法（violin-bow holding）で使われます．それに対し円筒型は，細かい動きや微妙な角度を付けて切開を入れたいときなどに向いています．繊細な力加減が伝わりやすく，バランスよく操作性に優れているからです．とりわけ執筆執刀法（writing-pen holding）で使用すると威力を発揮します（**図18**）．
　アクセスが難しい臼歯部の遠心，舌側の歯頸部などには，角度付きメスハンドルを使う場合もあります（**図19**）．いずれのタイプについても，術者が持ちやすいような把持部分の長さの物を選択することも大切です．

2章 切開・剝離時に用いる器具

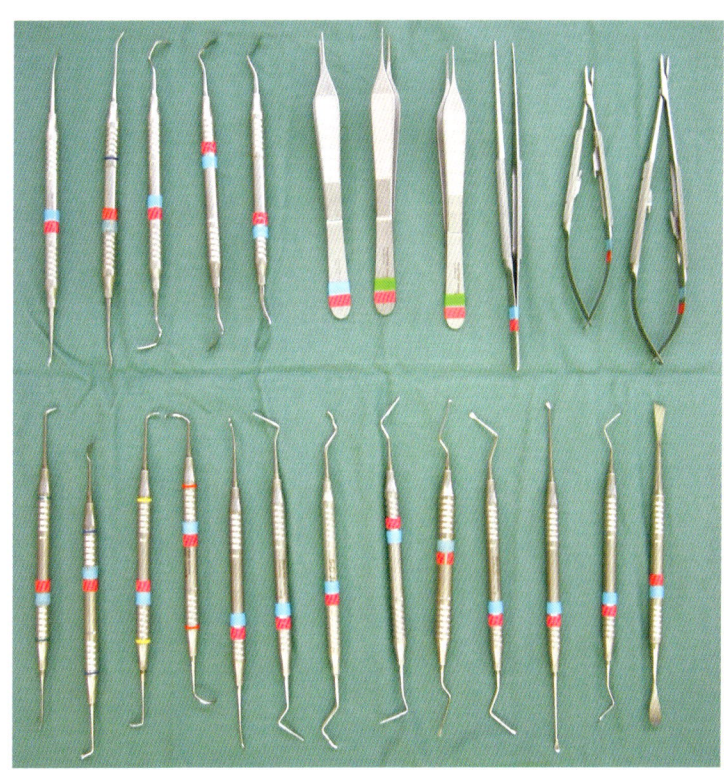

図16 当院で使用している歯周外科器具の一例

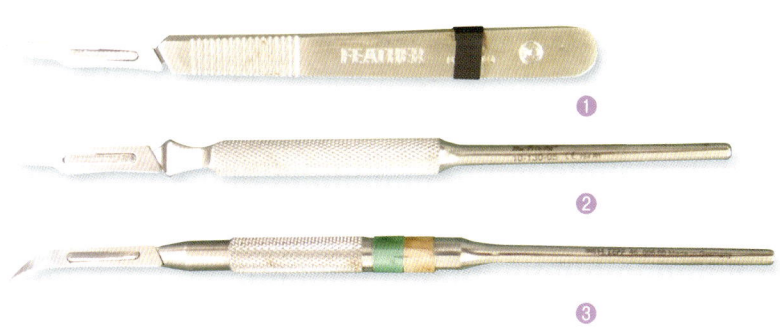

図17 替刃メスハンドルの把持部分の種類
❶：平面型（Feather）
❷：円筒型（Hu-Friedy 10-130-05）
❸：円筒型（Helmnt Zepf 46.006.00）

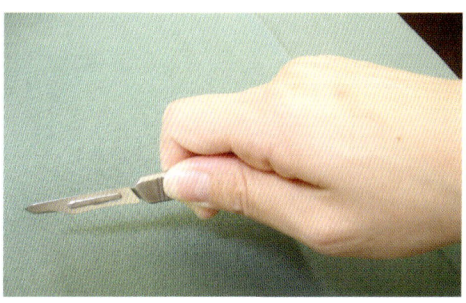

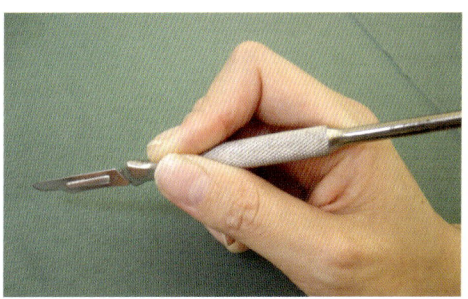

図18 メスの把持法
切開の目的に合った把持法を選ぶことが基本
上：胡弓執刀法（violin-bow holding）
下：執筆執刀法（writing-pen holding）

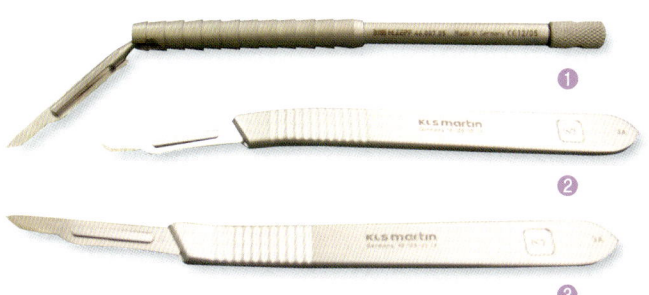

図19 角度付きの替刃メスハンドル
アクセスが難しい部位に用いると便利
❶：Universal scalpel handle（Helmut Zepf）
❷：角度付き平面型（右向き）（Kls Martin）
❸：同左向き

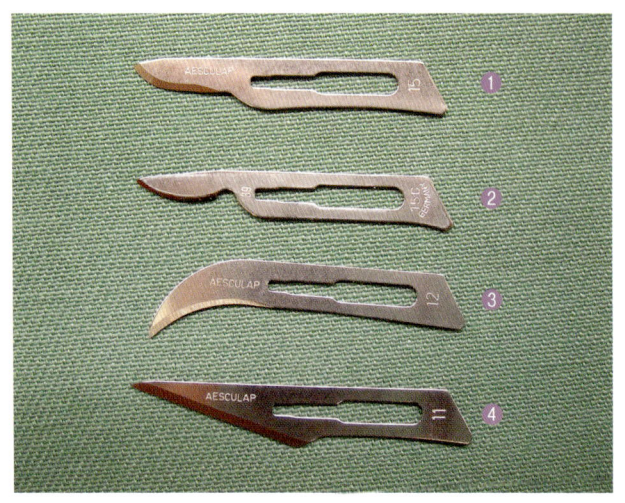

図20 替刃メス
❶：No. 15（Aesculap）
❷：No. 15c（Hu-Friedy）
❸：No. 12（Aesculap）
❹：No. 11（Aesculap）

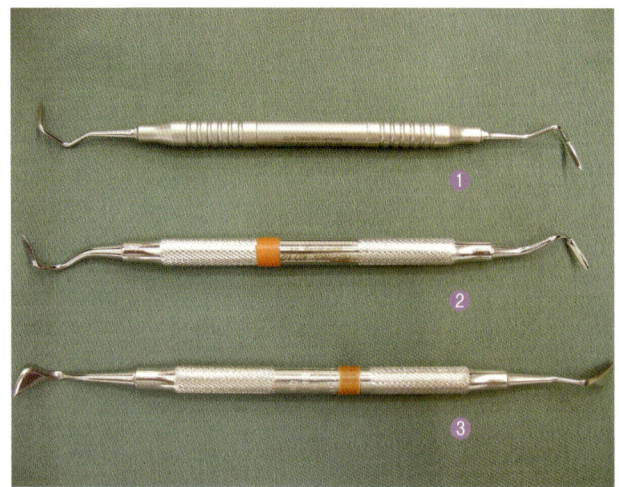

図21 ペリオドンタルナイフ
刃は替刃メスより小型である
❶：Orban1/2（Kls Martin）
❷：Orban1/2（Hu-Friedy）
❸：Kirkland15/16（Hu-Friedy）

2．替刃メス

筆者は，No. 11（尖刃刀），No. 12（湾刃刀），No. 15（円刃刀）の替刃メスをおもに用いています（**図20**）．

歯周外科ではNo. 15の使用頻度が最も多いと思います．

この形態のメスは，本来，皮膚の切開に用いるNo. 10（円刃刀）を小型化したものです．

刃の腹の部分を使って，線を引くように使うのが基本で，全層弁（粘膜骨膜弁）の作成で骨膜を切断するのに使用すると効果的です．

鋭利な切断面を得やすく，その後の剥離が容易にできます．ほかにも，部分層弁の作成，減張切開などさまざまな切開に用いることができます．

No. 15cは，No. 15の刃部をより小型化したものです．刃部の向きを変えるスペースが少ない歯間乳頭部や，より細かな切開を行う場合に用いますが，まずはNo. 15のメスの操作に習熟することが大切です．

No. 12は，No. 15では困難な部位の歯肉溝内切開や，臼歯部の遠心部分の歯肉靱帯を切離する場合に用いると効果的です．

No. 11は，一般的には膿瘍切開などに用いられますが，歯周外科の場合，尖鋭な先端でより細かな切開を行いたいとき，たとえば隅角部の切開線の起始点として角付けを行いたい場合などに用いることがあります．

一方，ペリオドンタルナイフは，半円形の形状のすべてが刃となっており，替刃メスより小型なものが一般的です．

替刃メスではアクセスが難しい部位に対しても，切開を行うことができます．また，粘膜の鈍的な剥離に用いる場合もあります．

筆者はKirkland 15/16，Orban 1/2をよく使用します（**図21**）．

2章 切開・剝離時に用いる器具

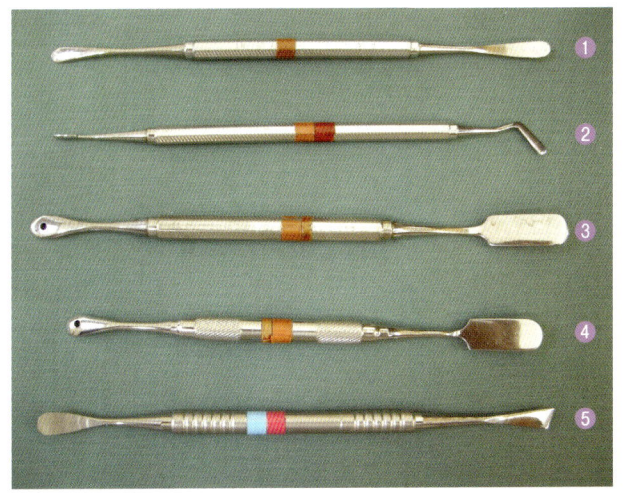

図22　通常の剝離に用いる剝離子
❶：Goldman-Fox 14（Hu-Friedy）
❷：Hirschfeld P20（Hu-Friedy）
❸：PR3 Prichard（Hu-Friedy）
❹：PR3 Prichard（Helmut Zepf）
❺：Molt（Kls Martin）

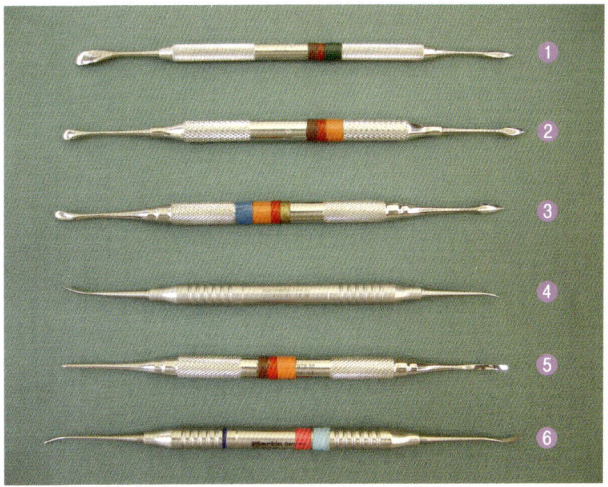

図23　あると便利な剝離子
❶：PKN1（Hu-Friedy）
❷〜❹：Buser type（Hu-Friedy），（Helmut Zepf），（Kls Martin）
❺：Micro raspatorium（Helmut Zepf）
❻：Korner/Westermann（Kls Martin）

■ 剝離子／periosteal elevators

　メスによる切開後に，骨膜や粘膜を剝離する器具が剝離子です．

　手際のよい剝離は，組織の損傷や挫滅，余分な出血を防ぎ，術野の明示が容易にできます．手術自体の効率を上げることはもちろん，のちの縫合操作と相まって術後の治癒にも好影響を与えます．

　基本的に，骨膜の剝離（全層弁）には骨膜剝離子，歯肉の部分的な剝離（部分層弁）には粘膜剝離子や剪刀を用います．

　メスでしっかりと骨膜を離断できていれば，粘膜剝離子でも骨膜の剝離は可能です．後述する数種類のピンセットとうまく組み合わせ，弁，粘膜の状態や，部位に適応するよう手際よく剝離を行い，目的とする弁を作成します．

　筆者の場合，一般的な弁の剝離にはHirschfeld P20，PR3 Prichard，Goldman-Fox 14などをおもに用いています（**図22**）．また，歯の周囲や歯間乳頭部などの狭い部位，繊細な動きが必要とされる部位の剝離には，Buser type，Westermann type，Micro raspatorium typeを用いています．

　これらの器具を使うことで，剝離に伴う組織損傷を最小限にすることができます（**図23**）．

　一方，PR3 Prichardなどの大きな剝離子は，術中の粘膜の排除や術野の確保などに役立ちます．

■ ピンセット／tissue forceps, pliers

　ピンセットは，歯周外科において，おもに剝離時の軟組織の把持，縫合時の粘膜の把持に使用することが多いでしょう．

いずれの場合も，組織を的確に把持する必要があり，一方で把持による組織侵襲を最小限に抑えるという相反した役割が求められます．
　ピンセット先端の把持部の形状の違いにより，有鉤タイプと無鉤タイプがあり，全体の形状も，まっすぐなタイプと曲がったタイプなどが市販されています（**図24**）．全体の長さも，手術部位に応じて使い勝手のよいものを用います．
　使用上のポイントは形状によって異なりますが，たとえば3点支持の有鉤タイプの場合，単鉤の先端を組織内面に当てて用いるほうが，粘膜の損傷を少なくできます．
　ピンセットは，長期の使用によって，先端のずれ・変形，内面の擦れ，把持力の低下など，劣化の生じやすい器具の一つです．
　筆者は，比較的大きな弁の剥離では，有鉤タイプで確実に把持し，歯間乳頭部の弁の剥離，角部の切開線の最初の起始点として角付けを行う場合の剥離には，組織侵襲を最小にしながらもしっかり把持できる器具というように使い分けています．
　前述したように，適切な使い分けをすることは，器具を長持ちさせることにもつながります．
　一般的にはドレッシングタイプが使われますが，筆者はGraefe type，Adson typeなども使用しています（**図25**）．

その他の器具

1. ポケットプローブ/periodontal probes
　本来の目的の歯周ポケット測定のみならず，術中での骨欠損の状態確認，歯周形成外科手術での移植片の長さの測定，歯根間の距離の測定など，使用目的は多岐にわたります．
　視認性の優れた製品を選ぶことが大切で，目盛りは1 mm単位で測定可能なほうが便利です（**図26**）．

2. スケーラー/scalers
　おもに剥離後の炎症性の肉芽組織の除去，根面の郭清に使用します．特にシックル型のスケーラーは，肉芽の除去に便利です．Graceyキュレットは，根面の郭清には使いやすく，歯周外科には欠かせません．
　当院の基本セットには，シックル型，前歯部用，臼歯部用の3本を組み込んでおり，必要に応じて他の種類のスケーラーも追加するようにしています（**図27**）．

3. 骨ノミ/bone chisels
　歯槽骨に大きな段差や陥没が残っていると治癒後に歯周ポケットを再発しやすく，メインテナンスが困難になります．
　特に切除療法では，骨ノミを使って，極力支持骨は保存しながら骨を移行的に仕上げていきます．
　Back action chiselは，刃を近心に引くことで骨表面を整形します．Ochsenbein chiselは，上向き，下向きを使い分けて骨を削除します（**図28**）．

2章 切開・剥離時に用いる器具

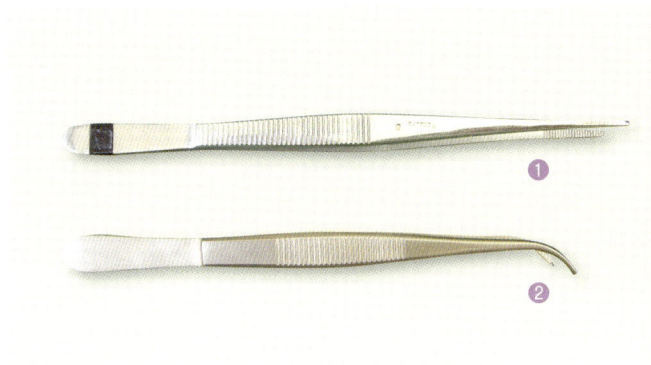
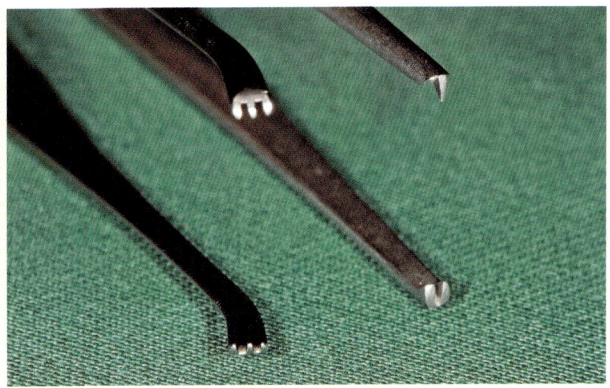

図24 ピンセットの形状
まっすぐなタイプ（❶）と，曲がったタイプ（❷）がある．先端の形状も有鉤のものの場合，さまざまである

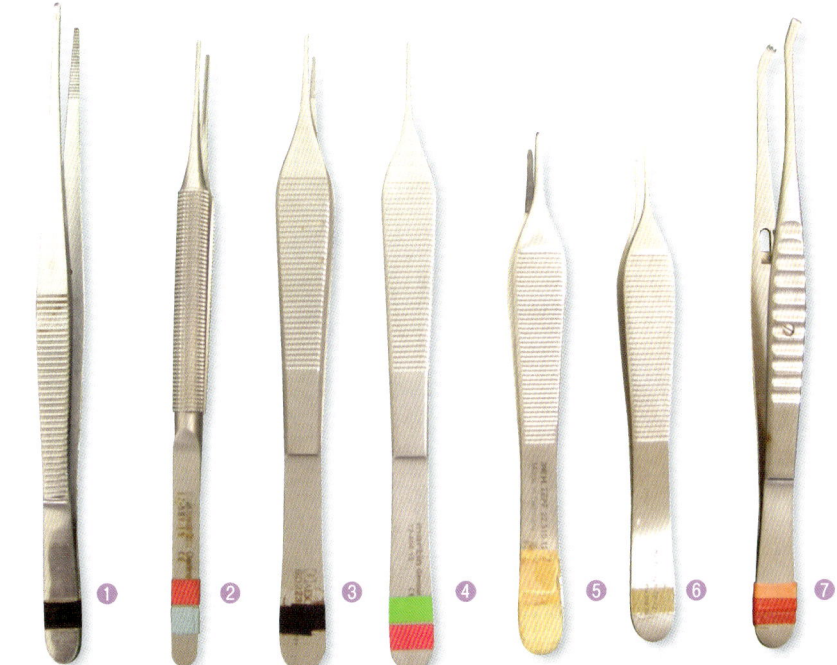

図25 さまざまなピンセット
❶：Tissue forceps（Yamaura）
❷：Micro forceps（Kls Martin）
❸：Micro Adson（Aesculap）
❹：Micro Adson（Kls Martin）
❺：Adson（Helmut Zepf）
❻：Adson（Hu-Friedy）
❼：Graefe type（Hu-Friedy）

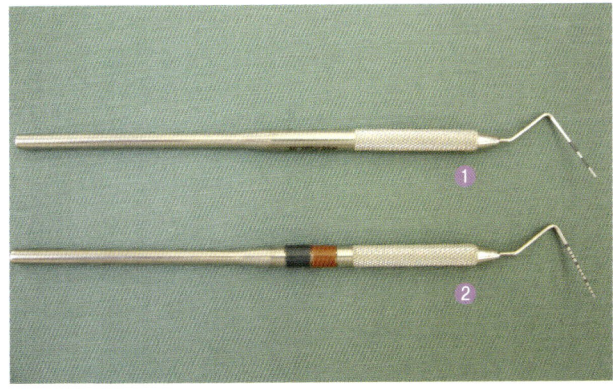

図26 ポケットプローブ
❶：CP11（Hu-Friedy）
❷：CPUNC15（Hu-Friedy）

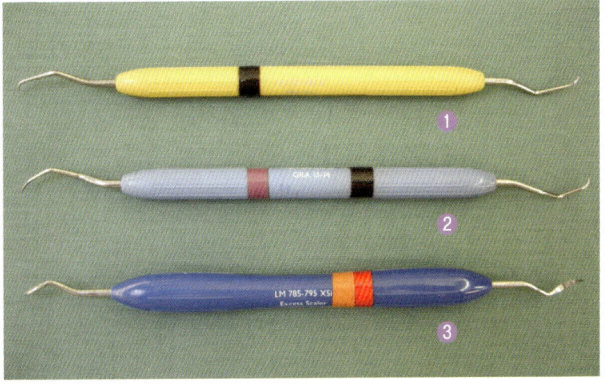

図27 スケーラー
基本セット以外に，状況に応じて他のキュレットも準備する
❶：Gracey キュレット 5/6（LM instruments）
❷：Gracey キュレット 13/14（LM instruments）
❸：シックル型（Excess scaler）（LM instruments）

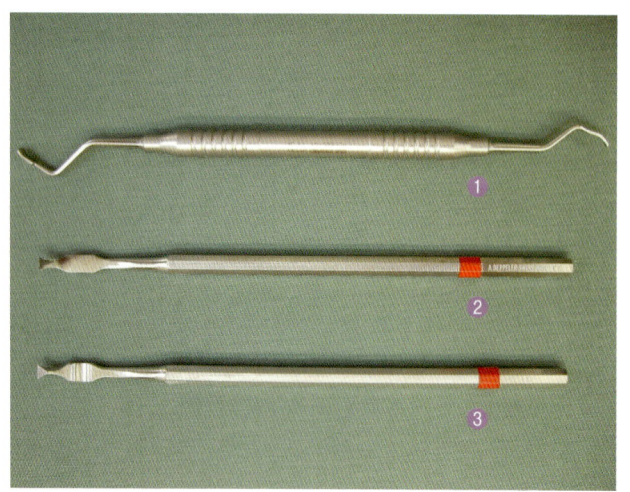

図28 骨ノミ
 ❶：Back action chisel（Kls Martin）
 ❷，❸：Ochsenbein chisel Ho4A, Ho4B（Deppeler）

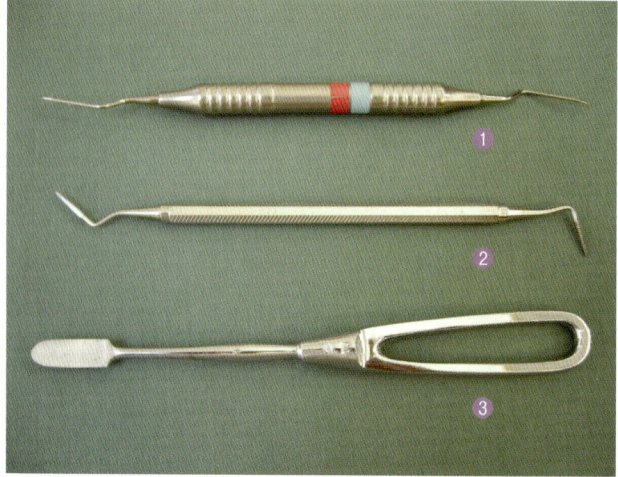

図29 骨ヤスリ
 ❶：Roncati type（Kls Martin）
 ❷：Sugarman file1s/2s（Hu-Friedy）
 ❸：通常の骨ヤスリ

4. 骨ヤスリ/bone files

通常タイプの骨ヤスリは形状が大きく，抜歯後などの処置には適していますが，細かな歯周外科の骨整形には不向きです．Roncati type や Sugarman file は形状が小さく，細かな作業に適しています．歯間空隙が狭い箇所の肉芽除去や，クレーター状の骨欠損部などで，骨と根面の移行部をなだらかにして骨整形の仕上げに用います（**図29**）．

5. ボーンキュレット/bone curette

骨内を搔爬するのに用います．筆者は Molt，CM-10 などを用いています（**図30**）．キュレットでは搔爬が不十分な場合，エキスカベータやサージカルバー（Brasselar 社製）などを使用することもあります．

6. リトラクター/retractors

粘膜や舌，弁の圧排，牽引などを行い，術野を確保してスムーズに処置を行うためには，リトラクターが必要です．筆者は，術野をどの程度明示する必要があるかによって Minesota, Columbia, Langenbeck 扁平鉤などを使い分けています（**図31**）．

切開・剝離のポイント

鋭利な刃を用いることはもちろんですが，複数の切開線を引いてしまったり，切り残しを作らないためには，①ある程度思いきりよく1本の切開で骨膜まで離断し，②剝離子とピンセットのコンビネーションによりスムーズで手際のよい剝離を行って弁を形成することが肝腎です．事前にそのイメージをしっかりともって処置に臨むことも大切だと思います．

まずは基本術式を確実に習得し，その後，経験を積み重ねるなかで，自分なりの方法を確立していくとよいでしょう（**図32，33**）．

2章 切開・剝離時に用いる器具

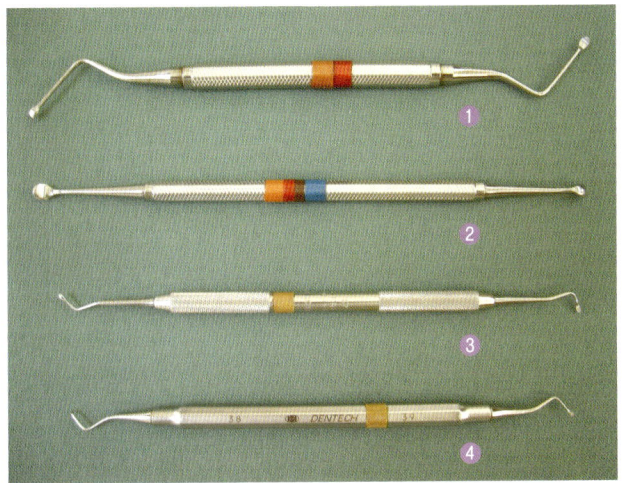

図30 ボーンキュレット，その他の器具
- ①：CM-10（Hu-Friedy）
- ②：Molt CM2/4（Hu-Friedy）
- ③：Excavators Exc18w（Hu-Friedy）
- ④：DENTECH 38/39

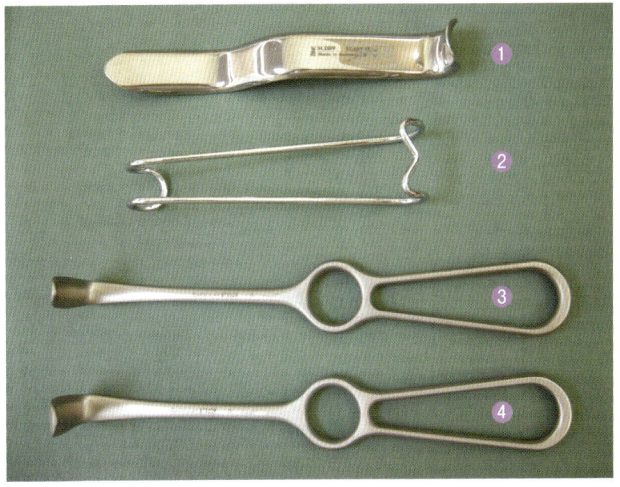

図31 リトラクター
求められる術野の範囲によって使い分ける
- ①：Minesota（Helmut Zepf）
- ②：Columbia（Hu-Friedy）
- ③：Langenbeck BT322R（Aesculap）
- ④：Langenbeck BT323R（Aesculap）

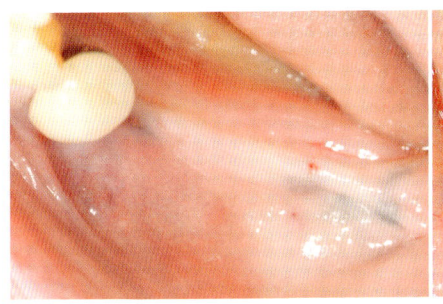 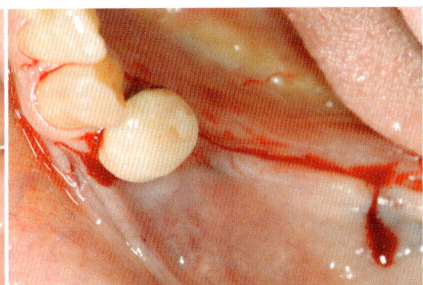

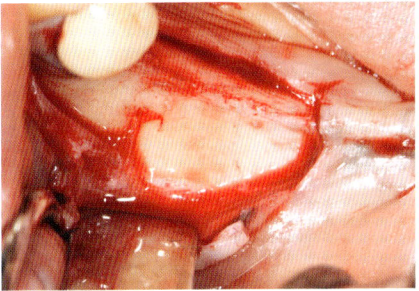

図32 粘膜の切開・剝離．きれいな粘膜骨膜弁の形成を心がける．PR3で粘膜骨膜弁を排除し，術野を確保

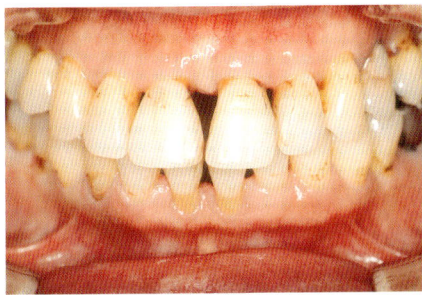 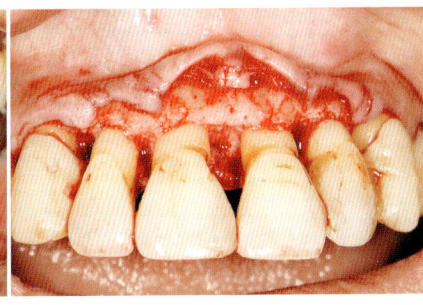

図33 数種のメスや剝離子などを用いて剝離，搔爬した状態．出血も少なく，術野が確保されている

23

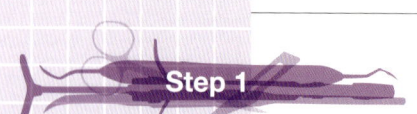

3章 縫合時に用いる器具
鮮やかな縫合のために……ひたすら練習に励むべし

■ 縫合は治癒を導く重要なステップ

 2章では，歯肉弁の切開，剝離に用いる器具を中心に解説しました．本章では，組織を閉じる操作である「縫合」時に使用する器具について説明します．
 縫合は，針を使って組織に糸を通し傷口を塞ぐという，一見単純に見える操作ですが，術直後の出血，創の治癒不全，瘢痕を防ぎ，すみやかな組織修復のためには欠かせない重要なステップです．縫合時に用いるおもな器具は，縫合針，縫合糸，持針器，剪刀，ピンセットです．こうした器材は，術野の状態，縫合する組織の状態，厚みなどのイメージを事前に的確に把握したうえで，選択しておく必要があります．

■ 縫合針

 現在は，主として糸付きの針が使われています．縫合針を選択する際には，針の長さ，湾曲の度合い（半径），針尖の形態が基準となります．

1．縫合針の選択
 縫合針の長さは，術野の操作，解剖学的な制約，粘膜の厚み，運針の容易さなどを考えて選択します．13～20 mm が一般的です．
 湾曲の度合いによって，直針，弱弱湾，弱湾（3/8 サークル），強湾（1/2 サークル），強強湾など多くの種類があります．湾曲の程度は，円周に対する針の割合で表記されています．歯周外科処置では，弱湾と強湾をよく用います（**図 34**）．
 針の断面は，丸針，正三角針，逆三角針の 3 種類があります．
 丸針は，腹膜，消化管，内臓など，軟らかくて刺入しやすい組織の縫合に用います．
 正三角針は，針尖が鋭利で断面積が小さく，引っ張っても引きちぎれにくい皮膚などの硬い組織の縫合に向いています．

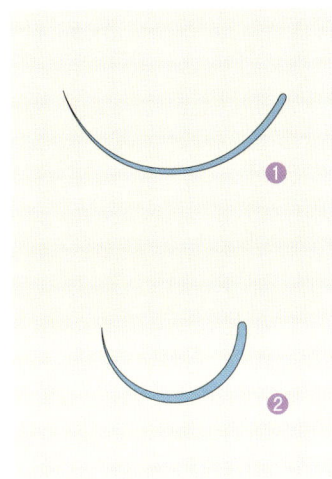

図34 縫合針の湾曲の度合いは，円周に対する割合で示される
❶：弱湾
❷：強湾

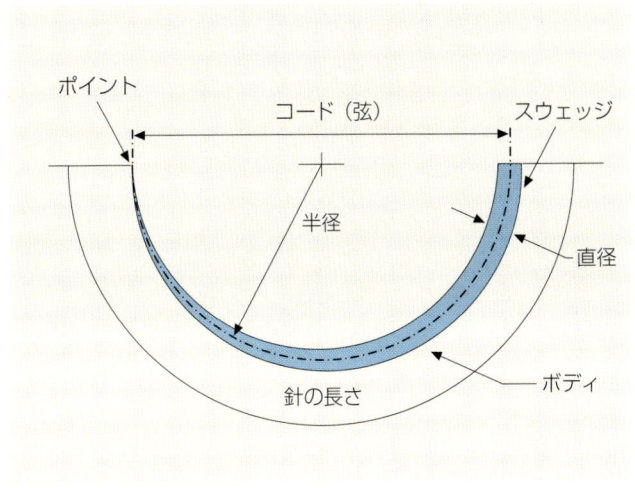

図35 縫合針の名称
ポイント，ボディ，スウェッジより構成される．持針器はスウェッジ寄りの1/3〜1/2の部分で把持する

歯科においては，逆三角針が多く用いられます．角針のため組織を刺通しやすく，結紮時に張力がかかってもフラップの断端を引き裂いたりすることが少ないからです．

短い縫合針は組織内で見失うこともありますし，長い針は部位によっては骨面や歯などが邪魔になって，縫合自体が困難になる場合もあります．針の湾曲が強いと，歯間乳頭などの縫合には有利ですが，持針器の回旋運動がうまくいかないこともあります．

このようなそれぞれの針の特性を把握したうえで，縫合部位，持針器と針のバランス，術者の好みなどによって使用する針を決定します．

2．縫合針の把持

外科一般で使用する縫合針は，針尖（ポイント），本体（ボディ），糸固定部（スウェッジ）の3つの部分で構成されています（**図35**）．

どのような縫合針においても，ボディのスウェッジ寄り1/3〜1/2の部分を持針器の先端で把持します．

針の先端部分を把持すると刺入は楽ですが，粘膜通過後に針尖が見えにくかったり，持針器で縫合針をつかむときに針尖を傷めることがあります．また，スウェッジ寄りに針を把持すると，粘膜に針を刺入しにくく，スウェッジ自体を損傷して糸がちぎれることにもなりかねません．

縫合糸

縫合糸にはさまざまな種類があります．材質，物性などによって用途が異なり，いろいろな外科の分野で使い分けされています．

素材によって天然素材と合成素材に分けられます．それぞれ，縫合後に溶ける吸収性の縫合糸，溶けない非吸収性の縫合糸の2種類があります．構造上は単一の素材からできたモノフィラメントと，単一の素材を綴って作られたマルチフィラメントがあります．

1. 天然素材の縫合糸

　天然素材の吸収性縫合糸は，腸線（gut suture）です．プレーンとクロミックの2種類がありますが，感染の問題から，日本では，現在発売されていません．

　天然素材の非吸収性縫合糸の代表が絹糸です．これは私たちが最も慣れ親しんでいる素材です．使い勝手がよく，縫合後の結節が緩みにくく，患者さんの術後の違和感も少なく，安価なことが大きな理由でしょう．細菌繁殖の培地になることを減らすため，表面にさまざまな機械加工が施されており，通常の抜歯や簡単な外科処置には現在も日常的に使用されています（**図36**）．しかし，再生療法や歯周形成外科などの繊細な手術で，術後にプラークの付着を極力防ぎ，縫合糸による感染のリスクを減らしたい場合などには，合成素材の縫合糸を使用するようになりつつあります．

2. 合成素材の縫合糸

　合成素材の吸収性縫合糸は，疎水性で，加水分解により分解されます．ポリグリコール酸（Dexon），酪酸グリコール（Vicryl）加工縫合糸などがあります．吸収性縫合糸は，抜糸ができない場合や埋没縫合，骨膜縫合などに便利です．吸収期間の違いによって通常のタイプと期間が短いrapideがあります．Vicrylの場合，通常のタイプは生体内抗張力保持期間が約3週間なのに対し，rapideは約5日間とされています（**図37**）．

　合成素材の非吸収性縫合糸には，ナイロン，ポリエステル，テフロン製などがあります（**図38～40**）．モノフィラメントのナイロン糸は生体親和性，操作性が良好で，皮膚の縫合などに頻用されます．しかし口腔内では，縫合糸端が粘膜を刺激したり舌や粘膜に刺さったりすることもあるため，患者さんには不評です．また，糸自体の滑りがあるため，絹糸より結びにくく，縫合後に糸が緩みやすい，縫合結節がほどけやすいという問題があります．そのため，最近ではソフトナイロン系の縫合糸を使うことが多くなってきました．

　ソフトナイロンもモノフィラメントですが，通常のナイロンより軟らかく，縫合結節が締まって緩みにくい，縫合糸端の粘膜刺激も少ないなどの利点があります（**図39**）．

　e-PTFE糸は，polytetrafluoroethylenを特殊延伸加工した非吸収性モノフィラメント縫合糸です．心臓血管外科において汎用されていたもので，最も生体適合性が高い縫合糸です．操作性もよく，術後のプラーク付着も少ないため，再生療法，インプラント外科などに用いられます（**図40**）．

3. 糸の太さ

　USP規格（米国薬局方）での3-0，4-0，5-0，6-0，7-0といった呼び方が一般的です．望ましい治癒に導くためには，組織を固定するのに必要な最小サイズの太さを選択することが大切です．

　太い糸を用いればしっかりと縫合できますが，薄い粘膜などに用いると，組織の引きちぎれ，挫滅，壊死を起こすこともあります．細い糸は繊細な縫合処置に向いていますが，大きな創面を細い糸だけで縫合すると，糸自体の粘膜を引き寄せる力が弱いために多くの刺入点が必要となり，組織にダメージを与え，術後の治癒をかえって悪くすることもあります．適材適所で糸の太さも考える必要があります．

　筆者は通常の処置では4-0，5-0，繊細な縫合時には5-0，6-0を用いています（**図41**）．

3章 縫合時に用いる器具

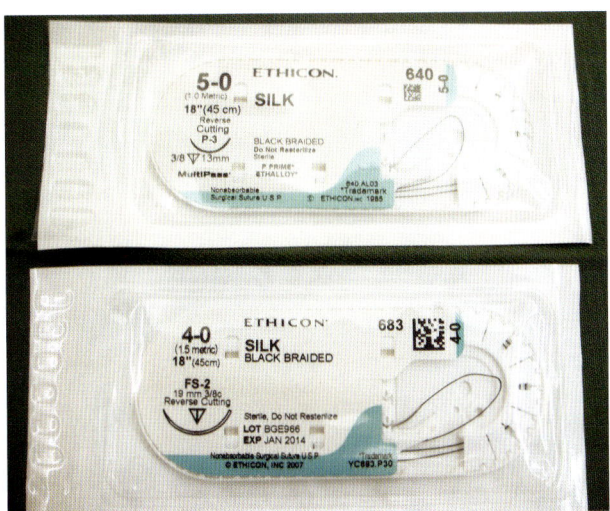

図36　天然素材の非吸収性の縫合糸/絹糸
　　上：Ethicon 640　5-0　SILK
　　下：Ethicon 683　4-0　SILK

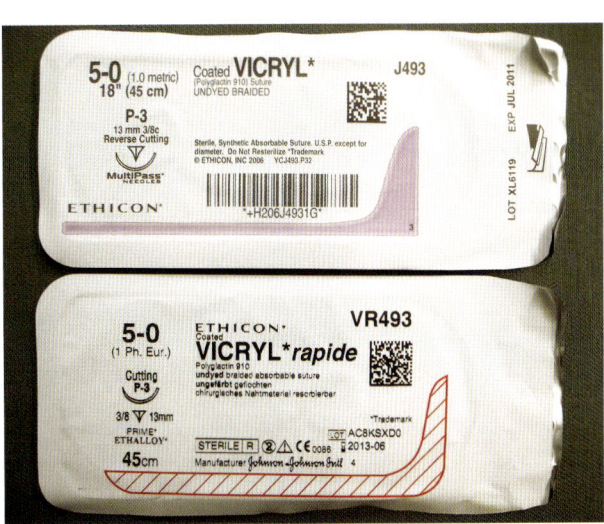

図37　合成素材の吸収性の縫合糸
　通常のVicrylに比べてrapideは吸収期間が短い．クロミックの代用品として普及している
　　上：Ethicon J493　5-0　Coated VICRYL
　　下：Ethicon VR493　5-0　Coated VICRYL rapide

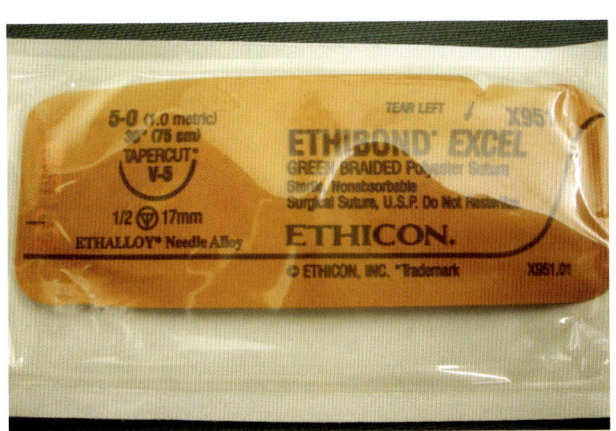

図38　合成素材の非吸収性の縫合糸/ポリエステル
　Ethicon X951　5-0　Ethibond Excel

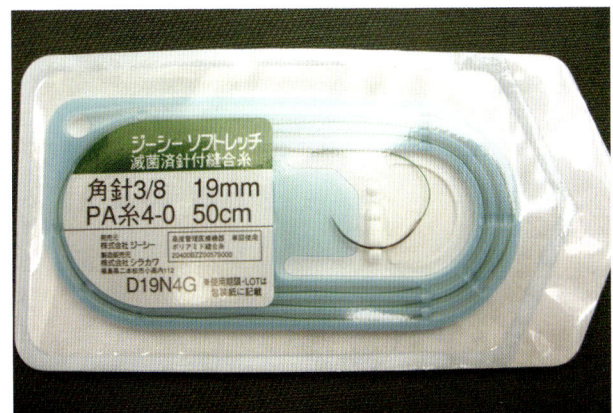

図39　合成素材の非吸収性の縫合糸/ソフトナイロン
　ジーシー　D19N4G　4-0　ソフトレッチ

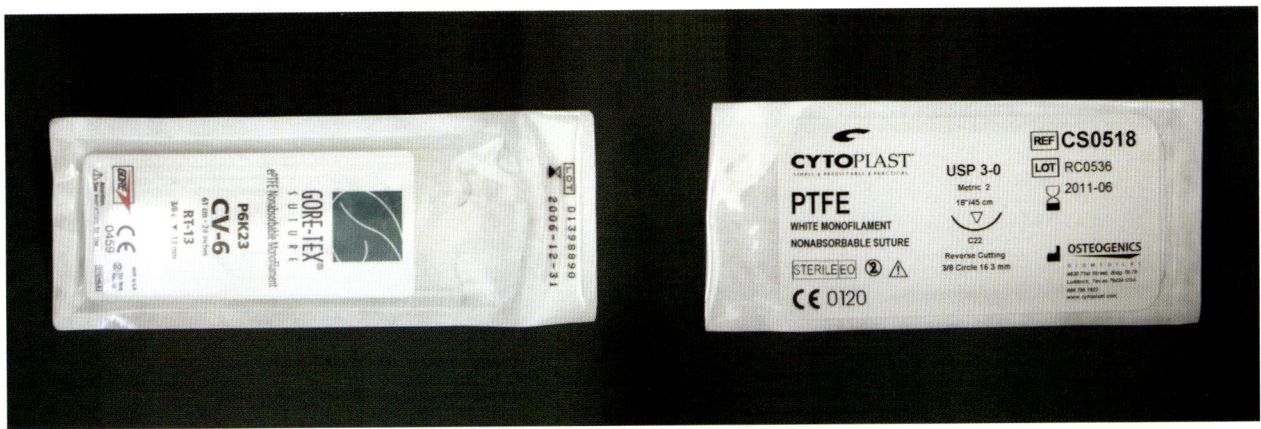

図40　合成素材の非吸収性の縫合糸/テフロン
　　左：Gore-Tex　P6K23　CV-6 Gore-tex suture，右：Osteogenic CS0518　USP 3-0 CYTOPLAST

27

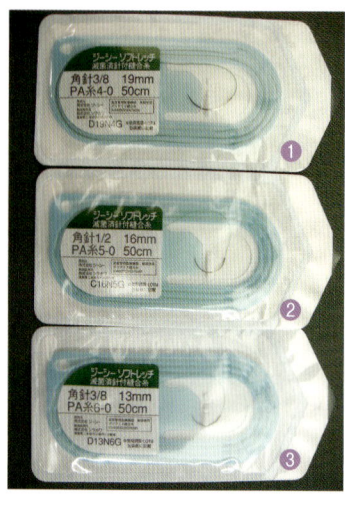

図41 さまざま縫合糸
同じ素材でも糸の太さ，針の湾曲，長さは選択可能
❶：4-0 3/8 19 mm
❷：5-0 1/2 16 mm
❸：6-0 3/8 13 mm
（ジーシーソフトレッチの場合）

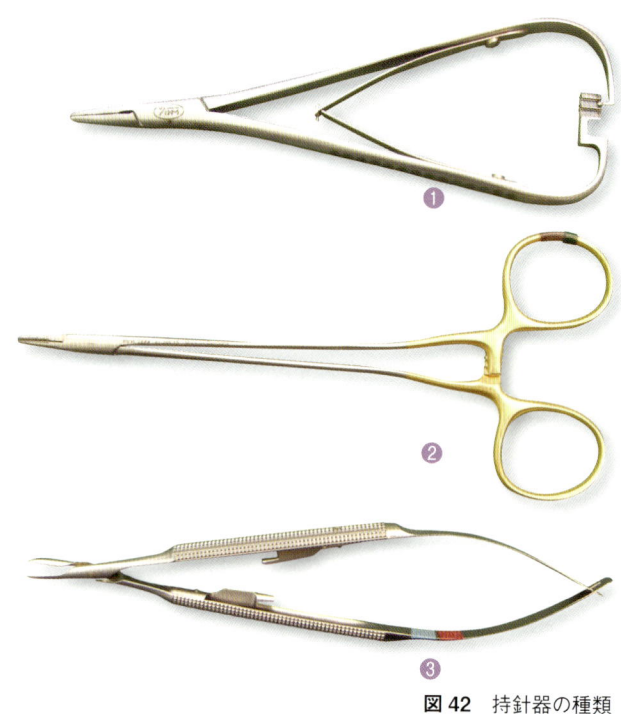

図42 持針器の種類
❶：Mathieu type（Yamaura）
❷：Webster type（Helmut Zepf）
❸：Castroviejo type（Kls Martin）

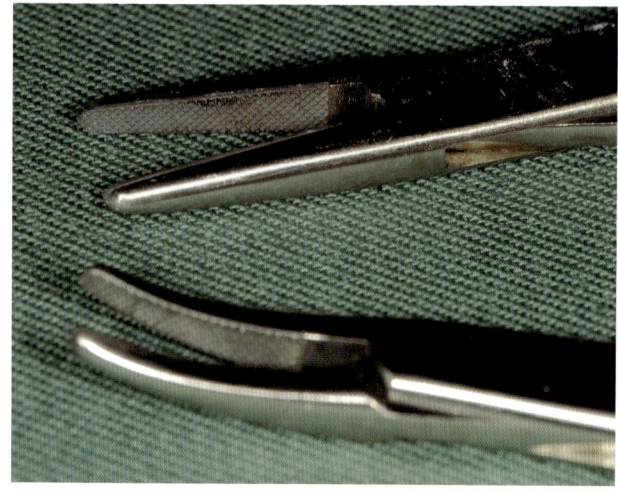

図43 持針器の先端の形状
曲，直の2種類がある

持針器

持針器はMathieu type，Webster type，Castroviejo typeの3種類が多く用いられています（**図42**）．筆者は，歯周外科処置ではMathieu type，Castroviejo typeを使っています．先端の形状には曲と直があり，作業部位へのアクセスのしやすさ，術者の好みによって使い分けます（**図43**）．

1. Mathieu typeとCastroviejo typeの把持法

Mathieu typeは手のひらで柄部全体を把持します．そのため，太い針をつかんでも先端部が傷みにくく耐久性に優れています．しかし，基本的に重くてバネの力が強く，操作時の動作が大きくなりがちなので，繰り返し行う細かい縫合には向いていません．単純縫合や比較的大きな針を使った縫合に用います．

細かい部分の縫合にはCastroviejo typeを使います．これはもともと医科でマイクロスコープ下での神経縫合，血管縫合に用いられていた持針器で，歯科でも広い用途をもっています．

3章 縫合時に用いる器具

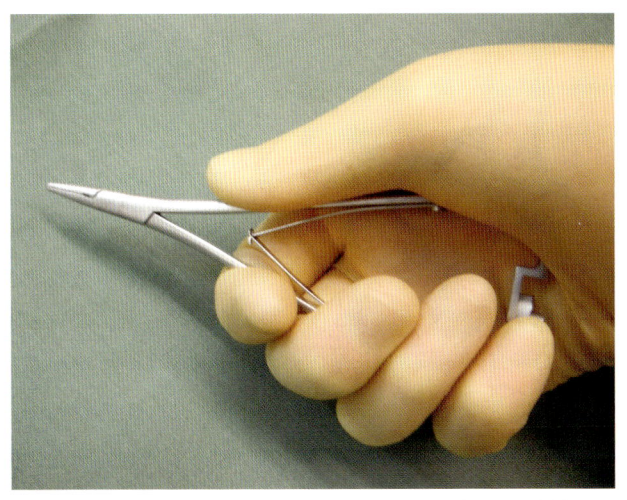
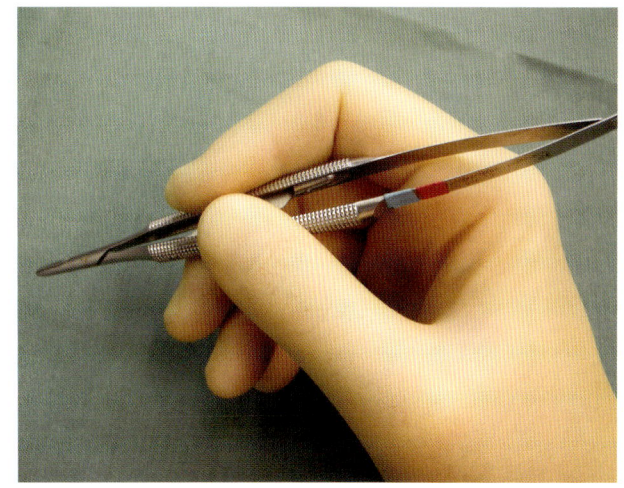

図44, 45 持針器の把持方法. Mathieu type は手のひら全体で，Castroviejo type は指先で軽く把持する

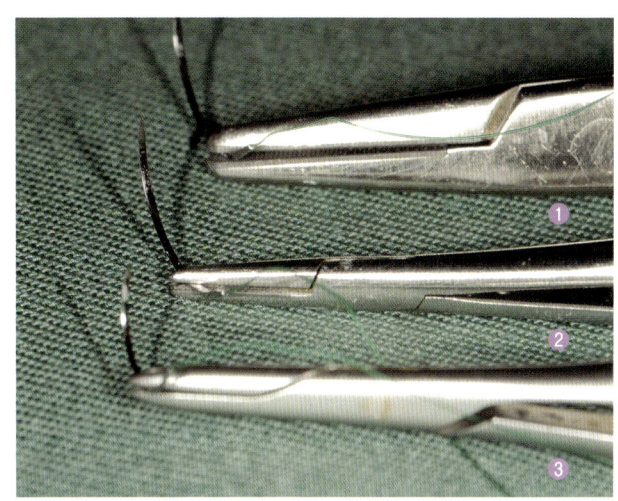

図46 持針器のタイプと針の関係
　Castroviejo type は先端が繊細なため，長い針，太い針を把持すると器具を早く痛める
　❶：Mathieu type で 20 mm の針を把持した様子
　❷：Castroviejo type で 20 mm の針を把持した様子
　❸：Castroviejo type で 16 mm の針を把持した様子

　ペンホルダー式の把持法で指先で軽く持つことができ，また手首を固定した操作が可能なため，指先を感じながらぶれの少ない繊細な運針，操作が可能です（**図44, 45**）．
　基本的に繊細な細かい作業のための持針器ですから，Mathieu type のように太い針を持って大きな操作を行う場合には不向きな器具です．無理な力を加えると，先端が変形したり刃こぼれを起こしたりします（**図46**）．

2. 持針器の先端

　先端は持針器の最も重要な部分です．これらの器具はあくまで工業製品であり，製品の仕上がりに多少のばらつきがあります．購入時に両先端のずれがないことを確認したほうがよいでしょう．また，関節部の開閉のしやすさも大切で，動きが悪いものは時間が経過してもよくなりません．最初から抵抗なくスムーズに動くことを確認したほうがよさそうです．
　先端の加工は，斜めに格子の入ったタイプが一般的です．この格子は，細い先端の持針器で太い針を繰り返し使ったりすると，早く摩滅してしまいます．

耐久性を増すため，先端部をタングステンカーバイド製としたり，ダイヤモンドでコーティングしたものもあります（**図 47, 48**）．

格子の入っていない目なしタイプは，縫合操作時の糸の損傷を軽減できますが，摩耗しやすいので注意が必要です．

いずれのタイプでも，先端幅と針の太さの選択に注意し，針をむやみに強い力で把持しない，ロックを一つ弱めにするなど，先端を長持ちさせる配慮が大事です．

また，ロックした状態での滅菌や保管はしないほうがよいでしょう．

3. 持針器の長さ

口腔内という狭く，限られた環境で持針器を使って縫合する場合，一般に短い持針器のほうが細かく繊細な操作がしやすいと考えがちです．しかし実際は，持針器が短すぎると，把持する手が口を塞いで，視野の確保が難しかったり，手首の動きが制限されて，かえって操作がしづらいこともあります．

把持部が口腔内にあるか口腔外にあるかは，操作部位，縫合操作の繊細さの要求度などによって変わってきます．ですから，持針器も 14～20 cm の長さのバリエーションをもって準備しておくことが必要です（**図 49**）．

剪刀（ハサミ）

縫合糸の切断，軟組織の剝離，トリミングなど使用目的は多岐にわたります．剪刀には，その目的に応じて，刃の湾曲，先端や柄の形状など，さまざまなデザインがあります．先端が摩耗しにくいよう，ステンレス製ではなくカーバイド仕様になっているものもあります（**図 50**）．

術者の手指の大きさなどを考慮し，実際に手にとって選択するのがよいと思います．

どのような製品を使う場合でも，親指と薬指を把持部の輪に通し，中指と小指で薬指側の輪を押さえて人差し指は軽く関節部周辺に添えるのが，先端部をコントロールしやすい基本的な持ち方です．

この方法で把持すれば，関節部の人差し指先端の細かい動きが剪刀の先端に正確に伝わります（**図 51**）．

縫合の目的はさまざま

一言に縫合といっても，いろいろな目的があります．弁と弁を合わせて一次閉鎖を目指すのが最も一般的な縫合ですが，弁を根尖に位置づけたり，歯冠側に引き上げたり，骨膜で固定するなど，多くの縫合方法があります．縫合張力を調整して，目的にあった縫合に仕上げることが大事です．

そのために縫合針，縫合糸，持針器のバランスのよい選択は重要です．

また，縫合処置に際しては，術野をしっかり明示し，ねらった刺入点に確実に針を通すため，出血のコントロール，ピンセットによる弁の確実な把持などの環境整備も大切です（**図 52, 53**）．

3章 縫合時に用いる器具

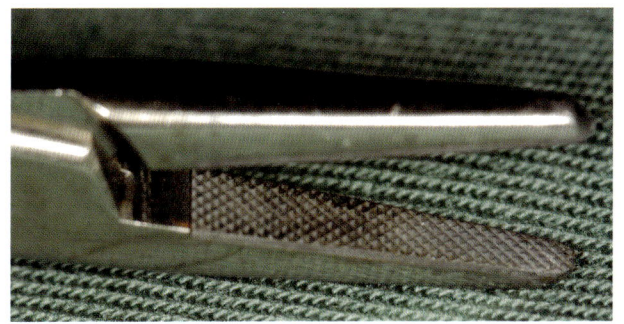

図47 先端の加工/タングステンカーバイド加工した製品. Miltex CARB-N-SERT

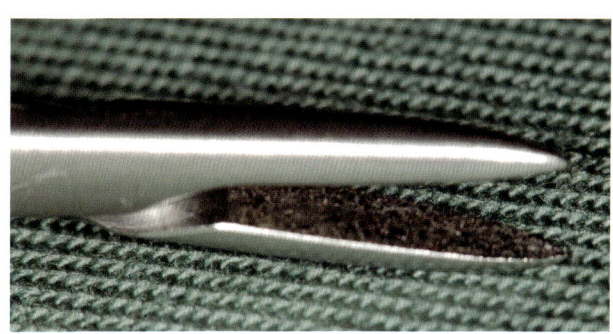

図48 先端の加工/ダイヤモンド加工した製品. Kls Martin 20-606-15

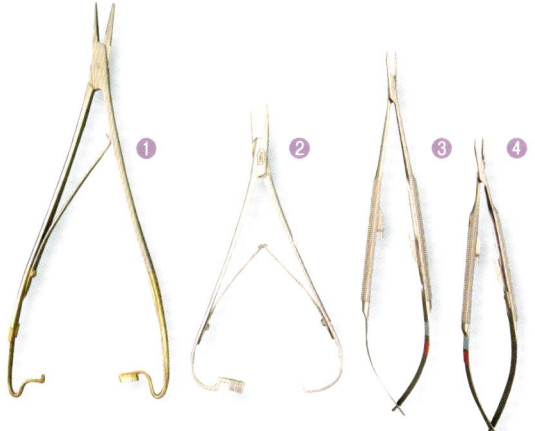

図49 持針器の長さも，術野，治療部位によって使い分けたほうがスムーズに操作が行える
- ❶, ❷：Mathieu type の 20 cm と 14 cm
- ❸, ❹：Castroviejo type の 18 cm と 15 cm

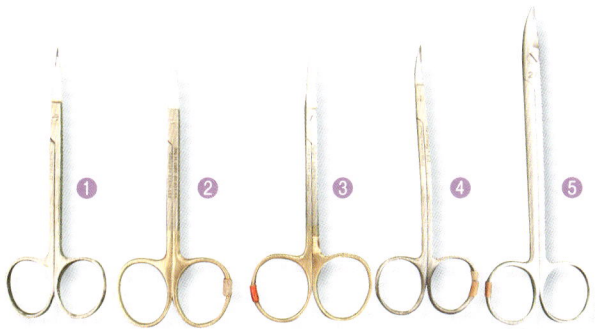

図50 さまざまな剪刀
- ❶：Nurikon 1068 ステンレス仕様
- ❷：Helmut Zepf 46 801 11 ステンレス仕様
- ❸：Iris Miltex 5-309 TC カーバイド仕様
- ❹：Hu-Friedy La Grange s14
- ❺：Yamaura No. 27

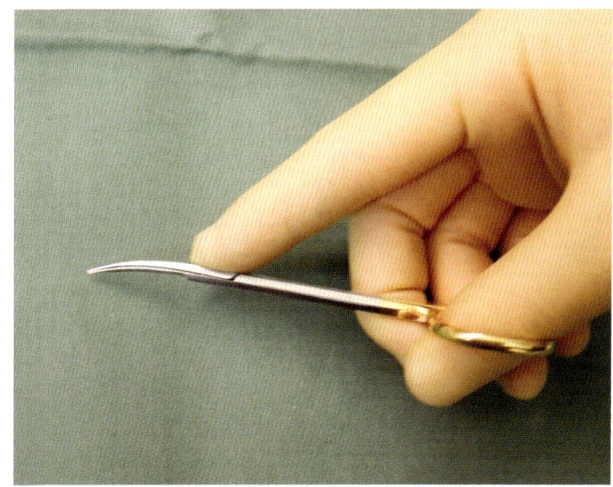

図51 剪刀の持ち方の基本

おもな問い合わせ先

- Ethicon →ジョンソン・エンド・ジョンソン
- Gore-Tex →ジャパンゴアテックス
- Miltex, Helmut Zepf →FEED（歯科通販）
- Yamaura →YDM
- Kls Martin →茂久田商会

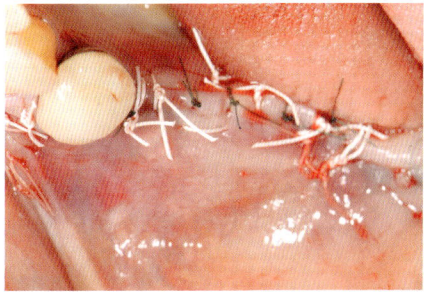

図52 完全な一次閉鎖を目的とした縫合（2章，図32参照）

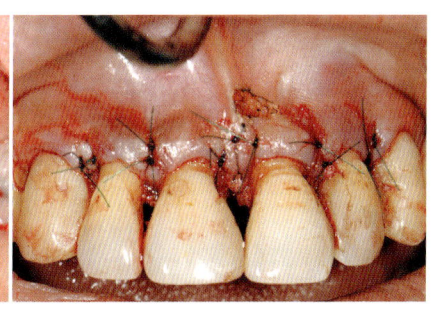

図53 やや根尖側に位置づけた縫合（2章，図33参照）

31

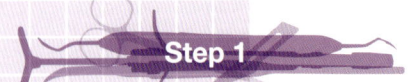

4章 手術環境の整備
学んで実践……スタッフとともにトレーニング

■ 清潔と不潔

　外科処置を行う場合,「清潔,不潔」の概念をもつことは特に重要です.これは,使用する器具,材料はもちろんのこと,実際に手術を行うユニット周囲にも当てはまります.術者,スタッフともにこの概念を理解して,準備,処置を行わなければなりません.

　一般に「清潔」とは,微生物が殺菌された状態をいいます.殺菌は作用の強さによって「滅菌」と「消毒」に分けられています.滅菌とは,物質からすべての微生物および芽胞を殺滅または除去し,完全な無菌状態(asepsis)にすることを意味し,消毒とは,人に対して有害な微生物を殺すか,病原性を弱めて感染力をなくすことを意味します.

　外科処置を行う場合,設備環境,器具,器材を含めてすべてを清潔域の中で行うのが理想的です.しかし現実には,滅菌,消毒ができない器材,器具も存在します.そのような場合には簡易消毒を行い,「準不潔」と考えて対処しています.

　歯科領域での滅菌は,オートクレーブによる高圧蒸気滅菌が主体ですが,エチレンオキサイドガスによる滅菌,ガンマ線滅菌などもあります.消毒法としては,グルタールアルデヒド,次亜塩素酸ナトリウム,消毒用アルコールなどによる薬液浸漬があります(**図54**).当院では,金属や耐熱プラスチック製品はオートクレーブ滅菌,それ以外は薬液消毒を行っています.場合によってディスポーザブルの器具を使うこともあります.

■ 手術場所の選択

　最近は,一般開業医でも手術室を備える医院が増えてきています.しかし,大学病院のような完全に清潔な手術環境を整備するのは,なかなか困難です.手術場所の選択は,各医院のレイアウト,診療体系などによってまちまちなのが実情です.

　図55,56は,当院での外科処置を行うユニットと基本的な術者,アシスタント,器材,器具の配置です.

4章 手術環境の整備

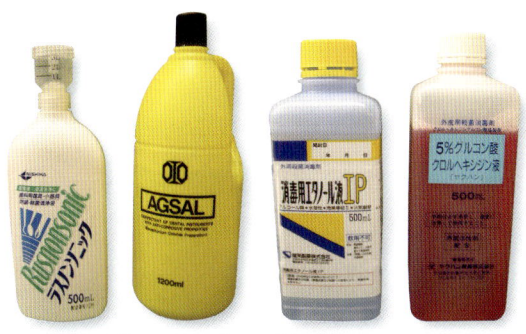

図54 当院使用の消毒薬の一例
　ラスノンソニック（塩化ベンゼトニウム製剤　日本歯科薬品），アグサール（塩化ベンゼトニウム製剤　アグサジャパン），消毒用エタノール液，5％グルコン酸クロルヘキシジン液などを用いている

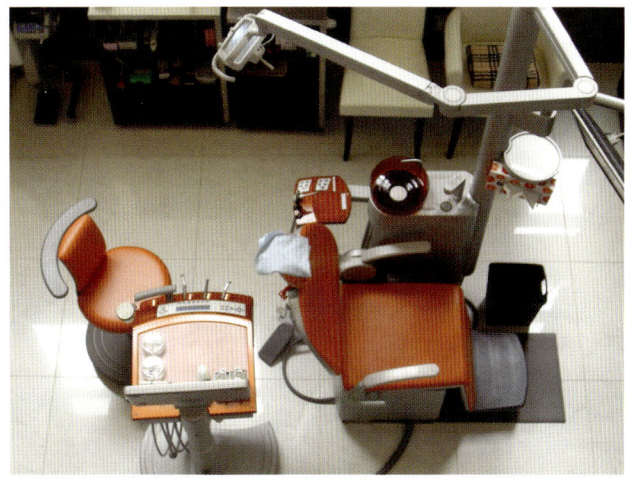

図55 当院の手術環境／術前

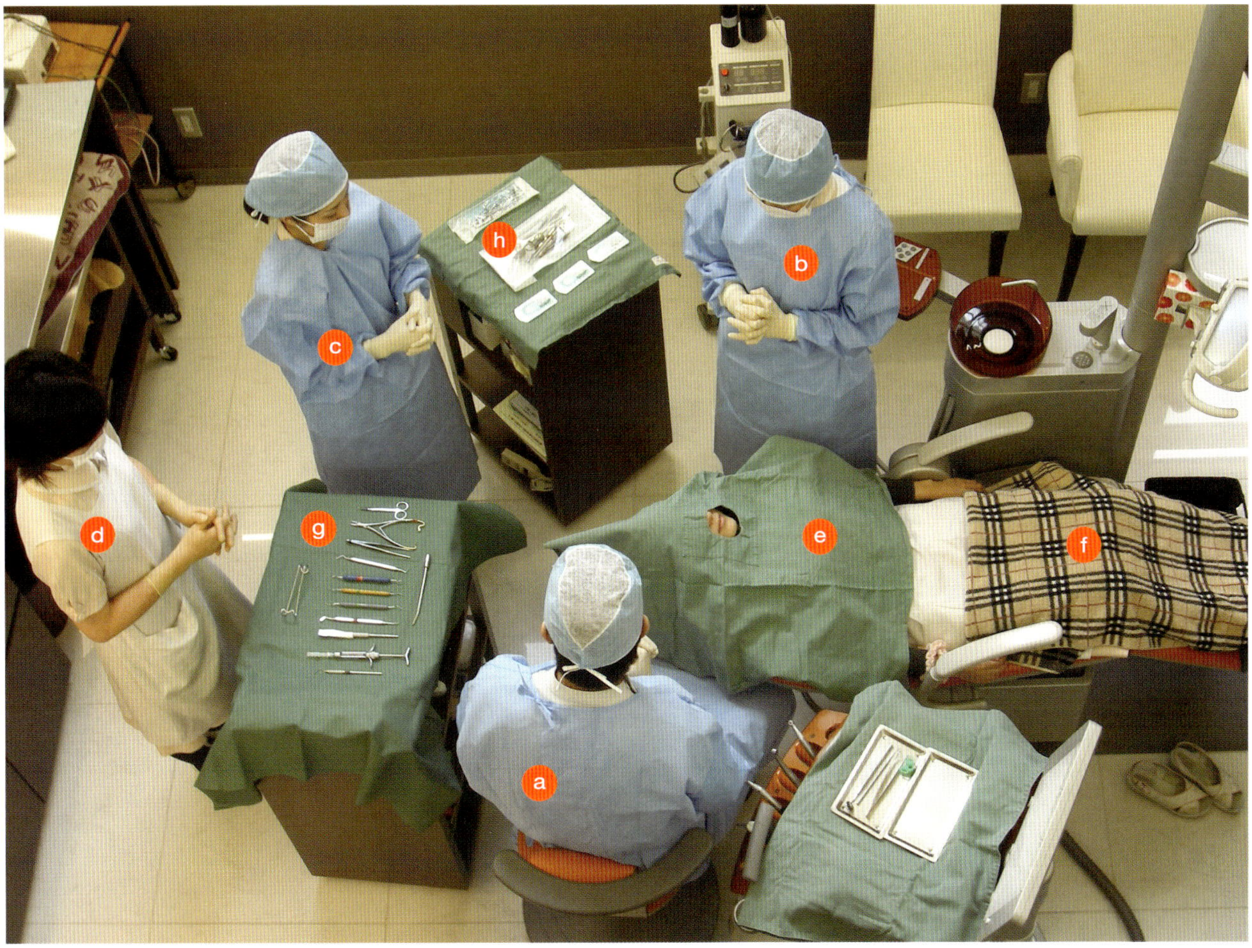

図56 当院の手術時の配置／手術直前の状態．a：術者，b：第1アシスタント，c：第2アシスタント，d：第3アシスタント，e：ドレーピングずみの患者さん，f：ユニット，g：キャビネット（メイン），h：キャビネット（サブ）

　手術室という体裁はとっていますが，どちらかというと一般診療室から隔離された環境という感じです．個人的には，最低でも一般の診療ユニットとは区別して，術者とスタッフが清潔域・不潔域を理解して，器具・材料・手指の消毒・滅菌を行うことで，より清潔な手術室に近い環境を整備することが必要だと考えています．

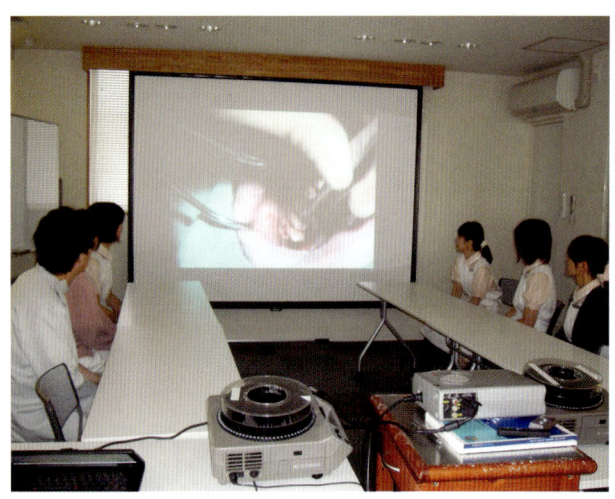
図57 院内勉強会で自院の手術のビデオを視聴している．術者，アシスタントの共通認識を高めるのに効果的

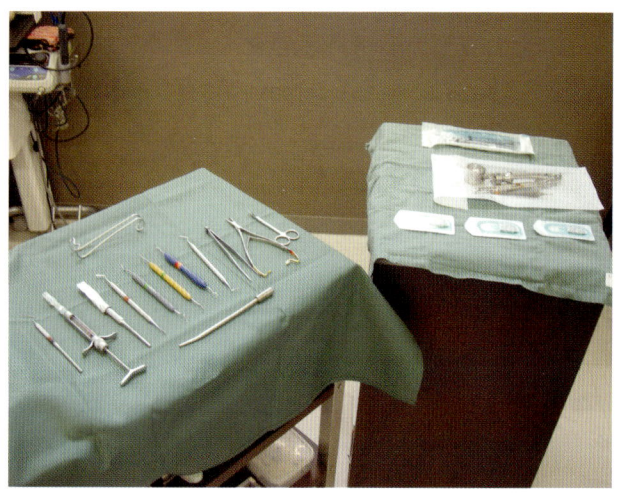
図58 メインとサブ，2つのキャビネットを準備しておくと便利

手術ではアシスタントとの連携が大切

　歯周外科手術は術者一人で行える処置ではなく，むしろ付き添うアシスタントの理解度，知識，技量によって大きく結果が左右されるといっても過言ではありません．術者とアシスタントの息の合った連携は，手術を安全に，正確に，より早く，低侵襲で行うことを可能にし，結果として患者さんへの負担も少なくできます．

　一言に歯周外科処置といっても，術者それぞれに特有の術式，手技が存在します．繊細な器具の使い方，切開の入れ方，縫合の仕方など，手術自体は術者があくまで中心です．そのため，術者独特の処置方法をアシスタントが事前に理解し，それをうまくサポートできるようにしなければいけません．そのような術者とアシスタントとの共通認識，理解を得るために，日ごろから模型などでシミュレーションをしたり，自院での歯周外科処置の実際をビデオなどに記録して院内勉強会などで活用するとよいでしょう（**図57**）．

手術の前準備

　事前に術者とスタッフとで，歯周外科処置を行う予定部位や術式の打ち合わせを行い，それによって必要な器具についても確認します．同時に，術中の偶発症や術式の変更も考えて，予備の器具セットも準備するようにします．

　手術器具は似たような形状のものが多く，1章で述べたようにカラーコードで色分けしておいても判別しにくい場合もあるので，器具はゆとりをもったスペースに並べて，視認性をよくし，手術がスムーズに行えるようにします．

　そのため筆者は，キャビネットを2つ用意しています．1つには最初にメインで行う手術器具を置き，もう1つには異なる術式への変更時やトラブル時に対処するための器具を準備しておきます（**図58**）．

　器具の滅菌には滅菌パックを使用すると便利です．しかし，滅菌の有効期間は，各医院での保管状況に左右されるため，注意が必要です．

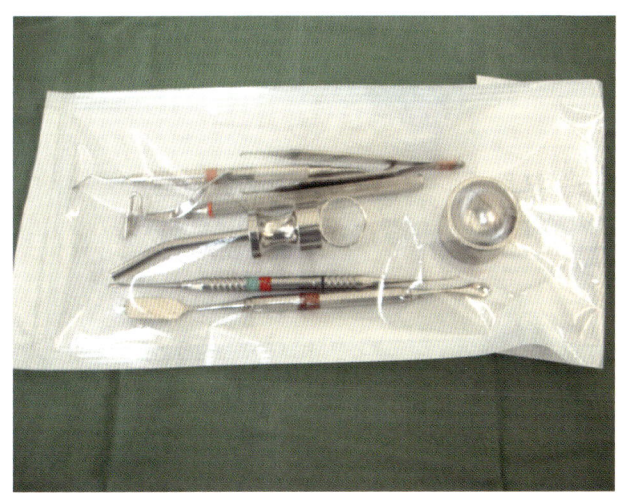

図59 外科処置目的別にパックにまとめて滅菌すると便利（骨補填セットの例）

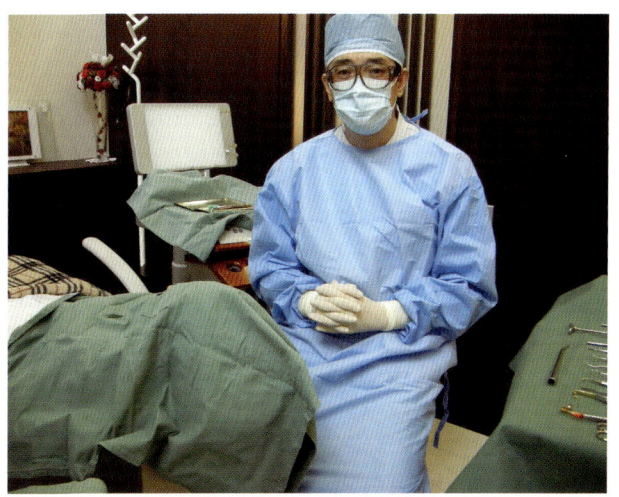

図60 術者が触れる，もしくは触れる可能性のある部分は，可能なかぎりドレーピングを行う

当院では，外科処置は平日の午後最初の診療時間から行うことが多いので，基本的に手術当日の午前か前日に，行う外科処置に応じていくつかのステップごとに器具を分け，パックに入れて滅菌しています（**図59**）．

手術に際しては，ユニット周囲も極力不潔にならない状態にしておくことが大事です．アルコールなどで清拭消毒し，滅菌済みの器具を置くキャビネット，術者の触れるところは，可能なかぎり滅菌敷布などでドレーピングします（**図60**）．

口腔内外の消毒と術野のドレーピング

患者さんの口腔内外も，消毒しておきます．歯科において，術野となる口腔を無菌状態にすることは不可能です．しかし，通常の歯科治療よりは，手術に付随して起こる細菌感染などの可能性を極力低くするという配慮を徹底して行う必要があります．そのためには，歯周外科処置に先立って，歯周基本治療により炎症をコントロールしておくことが必須です．それをふまえたうえで，術前にクロルヘキシジン，ポピドンヨードなどを含んだ液で含嗽を行ってもらうことも効果的でしょう．

その後，穴あき敷布でドレーピングを行います．穴あき敷布の口径も数種類ありますが，当院ではおもに直径9 cmのものを使用しています（**図61，62**）．ドレーピングには，通常，布製の滅菌敷布を用いていますが，肝炎の患者さんなど，場合によってはディスポーザブルの滅菌紙敷布を用いることもあります（**図63**）．

手指消毒と第1〜3アシスタントの役割分担

当院では，基本的に術者，第1，第2アシスタント，半不潔域の第3アシスタントの4名で手術を行います．もちろん，手術の難易度や複雑さによってアシスタントの人数は増減します．ガウン（**図64**），グローブ（**図65**），マスク，帽子，必要に応じてゴーグルの着用が基本です（**図60**）．

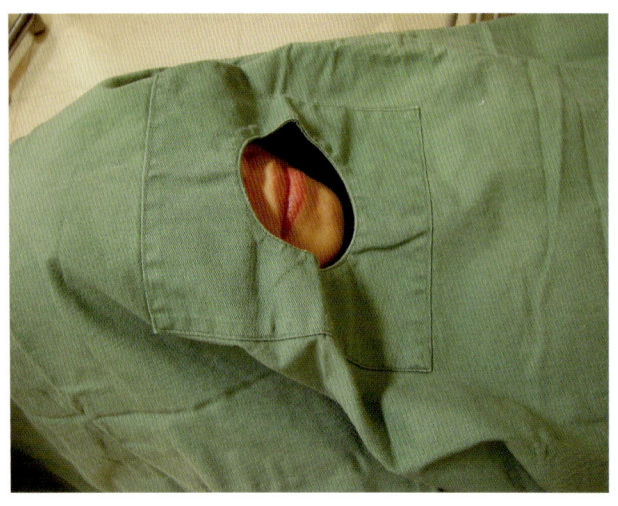 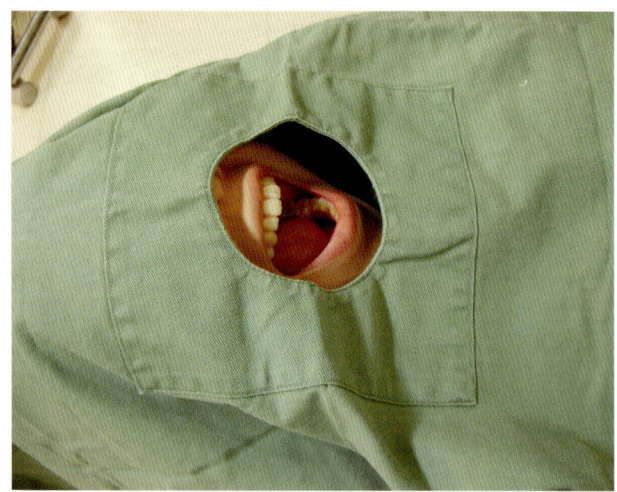

図61，62 穴あきドレープ．開口しても閉口しても少し余裕があるくらいが使い勝手がよい

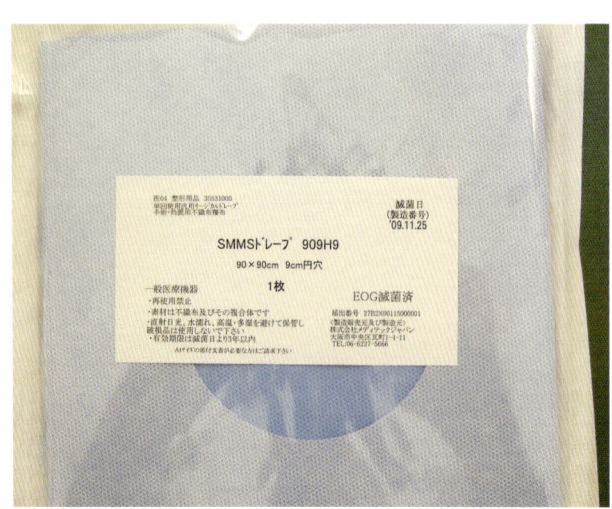

図63 ディスポーザブルのドレープ
（SMMSドレープ　メディテックジャパン）

1. 手指の消毒

手指の消毒は，清潔無菌的な外科処置を行う基礎となります．

Furbringel法は古典的な方法ですが，今日でも手指消毒の基本とされています．しかし最近では，ブラシによる手指の擦過傷を原因とする感染の危険性も指摘されるようになりました．滅菌グローブの着用が前提であれば，通常の手洗い程度で十分という意見もあります（**図65**）．

2. それぞれのアシスタントの役割

第1アシスタントは，直接的に術者の介助を行うことがおもな役割です．バキューム操作はもちろんですが，粘膜弁や頬粘膜，口唇の排除を的確に行い，術野の明示に努めたりします．

第2アシスタントは，直接手術野に触れることは少ないのですが，手術自体がスムーズに行えるようなサポートを行います．

4章 手術環境の整備

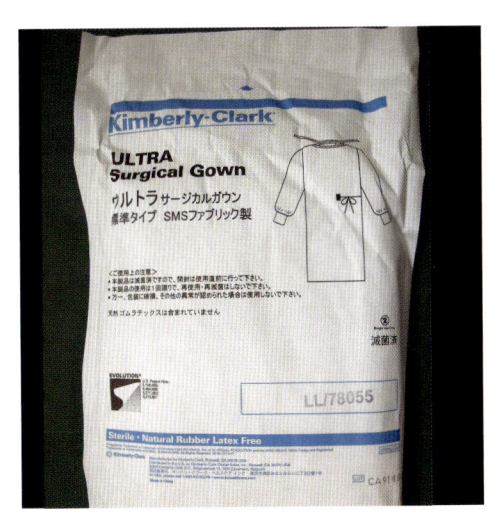

図64 ディスポーザブルのガウン（ウルトラサージカルガウン　Kimberly Clark）

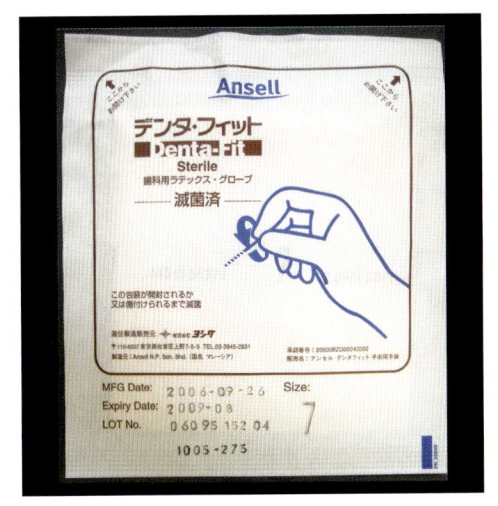

図65 滅菌グローブ（Denta-fit　ヨシダ）

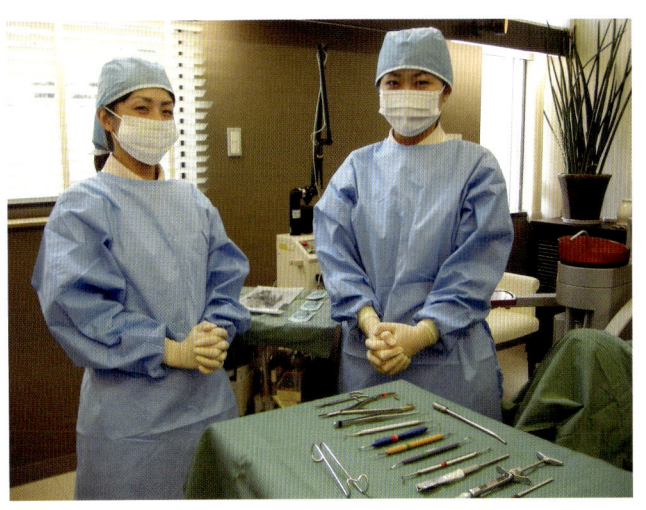

図66 第1，第2アシスタント．術者と同じ清潔のレベルで手術の介助を行う

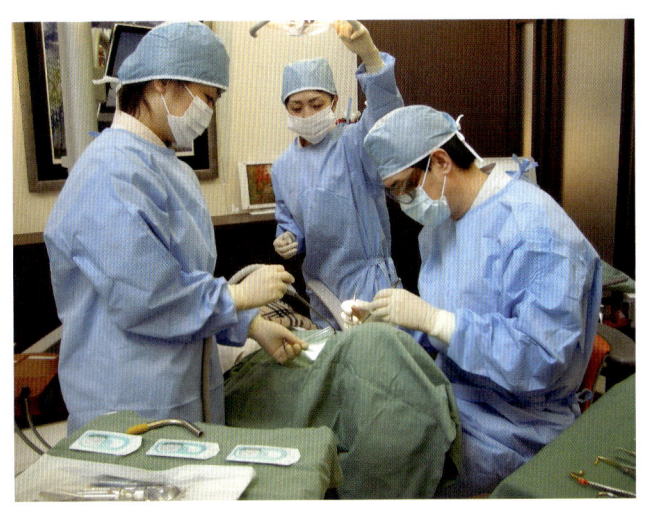

図67 アシスタントのスムーズな動きに助けられて，はじめて術者は手術に集中することができる

　一例をあげれば，術中に一度使用した器具には血液が付着しています．その血液をそのままにしておくと，凝固して器具にこびりつき，再度使用するときに操作性が悪くなります．そのため，即座に器具から血液を拭き取り，いつも使用可能な状態にしておくことも大切な役目です．

　手術の進行に合わせた器具の準備，新たに必要な器具の追加や，整理整頓，ライティングなど，第1アシスタントに比べて動線が大きいのが特徴です（図66）．

　第3アシスタントは，直接手術には関与しませんが，滅菌グローブをして，術中に新たに必要になった器具の補充，使い終わった器具の整理，片付けなど，手術全体の流れのなかでの後方支援の役割を担います．

　いずれのアシスタントも，手術日以前に，手術の内容，進行を十分に理解しておくのはもちろんですが，術中に起こりうる偶発症などを考慮に入れておくことも大切です（図67）．

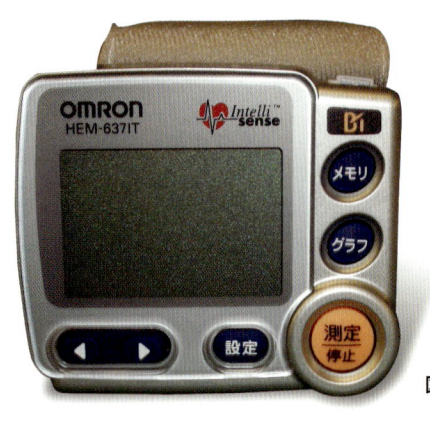

図68　簡易血圧計（オムロン）
手首に巻くタイプのため，患者さんにも抵抗なくつけてもらえる

　そしてもう一つ重要な役割は，術前，術中，術後を含めて常に患者さんの状態を気にかけておくということです．

　手術時にドレーピングされ，視覚が遮断されている患者さんは，精神的な緊張や不安な気持ちで一杯でしょう．一方，術者は手術自体に集中していることが多く，患者さんの状態に気を回す余裕がないこともあります．個々のアシスタントが患者さんの容態を観察し，術中にタイミングよく声をかけてあげることで，患者さんは安心して処置に臨めるはずです．

　また，基礎疾患がある患者さんには，簡単なモニターをつけて手術を行うこともあります（**図68**）．

術後の処理

　ユニット周りはアルコールなどで清拭します．
　器具は流水下で，目に見える血液などの汚れを軟らかいブラシなどで落とします．金属ブラシ，ワイヤーブラシはかえって器具を痛めるため使用しません．
　その後，血液などのタンパク質を除去するために，酵素系洗浄剤を用いて超音波洗浄や浸漬洗浄を行います．このとき，持針器はロックをはずした状態，剪刀は開いた状態で行います．
　その後，精製水にて洗浄後，アルコールで脱水して保管しています．

　清潔，不潔を意識して，スタッフの協力のもとにスムーズな手術を行う医院環境の整備こそ，歯周外科成功の第一歩だと思います．そのためには，実際に外科処置を行う以前の，スタッフ教育，器具の選択，整備，滅菌，消毒といった地味な作業が重要なのです．そのうえで術者が技術力の向上を目指して研鑽を積むことで，歯周外科処置の精度は高まっていくことでしょう（**図69**）．

　Step 1では，4章にわたり歯周外科の器具，手術環境にスポットを当てて解説しました．歯科医師個々によって感じ方は千差万別でしょうが，今後の歯周治療の一助になれば幸いです．

4章 手術環境の整備

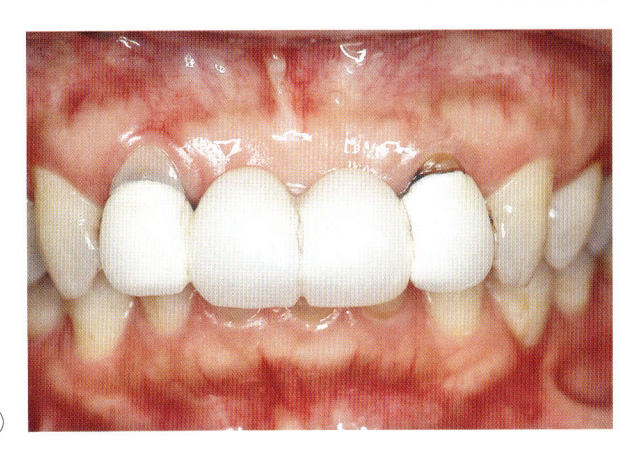

図 69-1　術前（1章，図3参照）

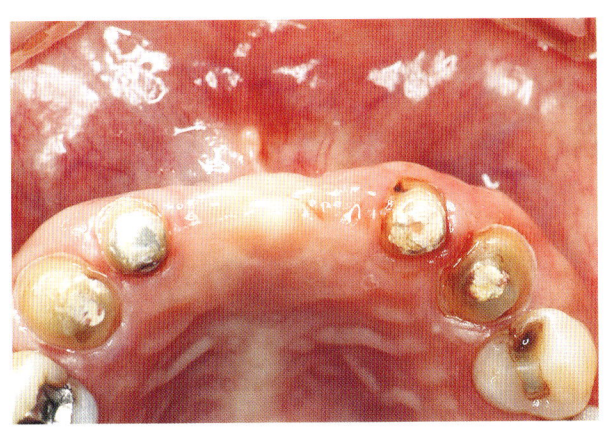

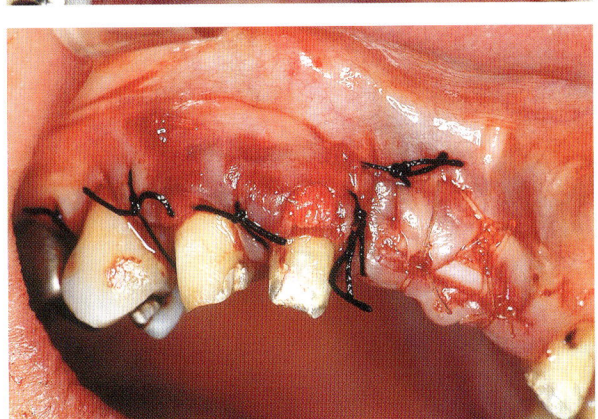

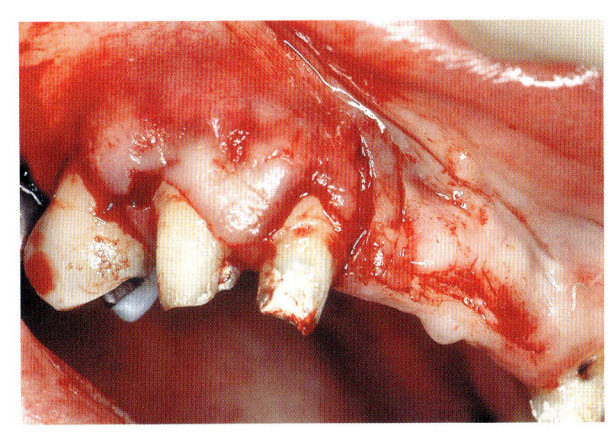

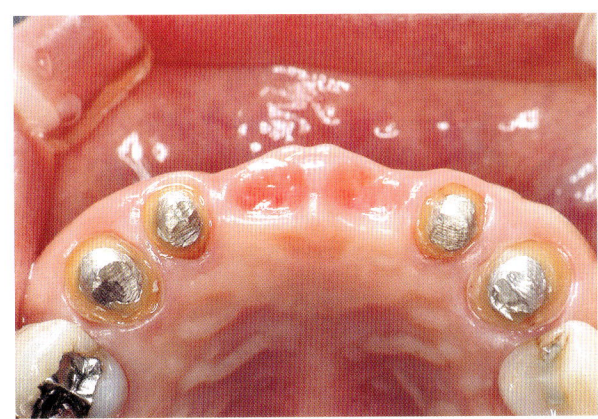

図 69-2〜5　整備された環境のなか，術者，スタッフの連携によりスムーズな手術が可能となる

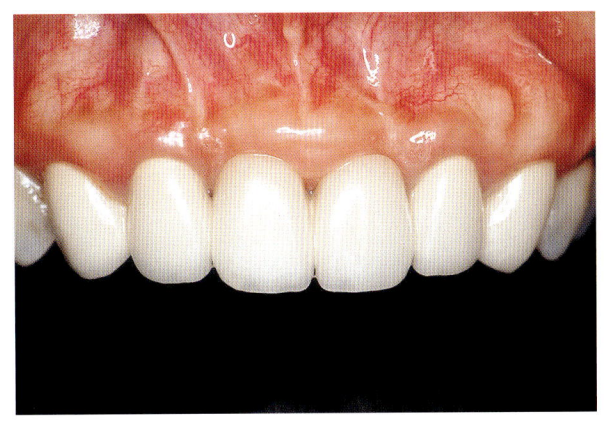

図 69-6　術後

Step 2

歯周外科の基本手技と基本概念

　Step2では，まず歯周外科の基本手技について解説をします．外科処置，特に歯周外科治療を行うときにいつも念頭においていることは，「患者さんの体に優しい手術」です．それはていねいで的確な手技を行うことで達成されます．

　歯周外科治療において，基本手技の習得は，ただ切って閉じられればよいという訳にはいきません．切開から縫合までの各ステップで，解剖学的な知識に裏付けされた，綺麗な切開線，手際のよい剝離，創面の創傷治癒を考えた縫合など，押さえておくべき多くのポイントがあるのです．

　そのためには，よいイメージを頭に描きつつ手技を磨くことが大事です．DVD動画を参照し，イマジネーションを働かせて，実際に自分で手を動かしてみてください．基本的な外科手技をいかに着実に行えるかが，歯周外科の成功の鍵となると実感しています．

　さらに，歯周外科処置は，治療目的によってさまざまな種類があり，それぞれにいくつかの術式があります．切除療法，組織付着療法，歯周組織再生療法，歯周形成外科手術について，それぞれの基本的な概念や治療について解説します．

Step 2

1章 切　　開
外科の原点……すべての歯周外科はここから始まる

■ 切開の基本/望ましい切開とは

　鋭利できれいな切開線，切断面は，のちに続く手術操作をスムーズに行うための大切な出発点です．まずメスを入れる前に，切開の三次元的なイメージをもつことが大切です．そして，口腔内という狭小な環境の中でもスムーズで操作しやすい器具をあらかじめ選択して準備することで，効率のよい切開が可能となります．

　また，解剖学的にどの部分を現在，切開しているのかを把握しておくことも大切なことです．

　一般的に，口腔粘膜の組織構成は，表層から口腔上皮（重層扁平上皮），粘膜固有層（結合組織），そして血管，神経，脂肪，腺様組織に富む粘膜下層，骨膜，骨よりなります．歯肉には粘膜下層はなく，固有層は粘膜性骨膜という硬くて非弾性な付着により骨膜に直結しています（**図1，2**）．

Sample Case A

　ある患者さんの術前の口腔内写真，デンタルX線写真を示します．
　皆さんがここで歯周外科処置を行うとすれば，どのようなメスを使いますか？　切開線の方向や手術の手順，器具操作はイメージできますか？　術者になった気持ちで切開を行う姿を想像してみてください．

歯周基本治療終了後の下顎前歯の状態とX線写真

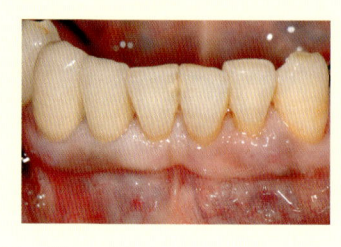

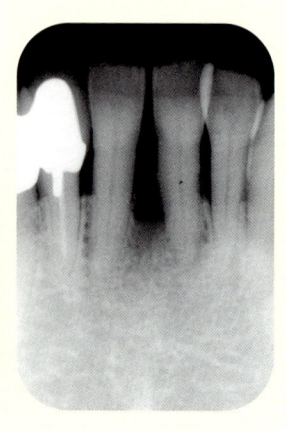

1章 切 開

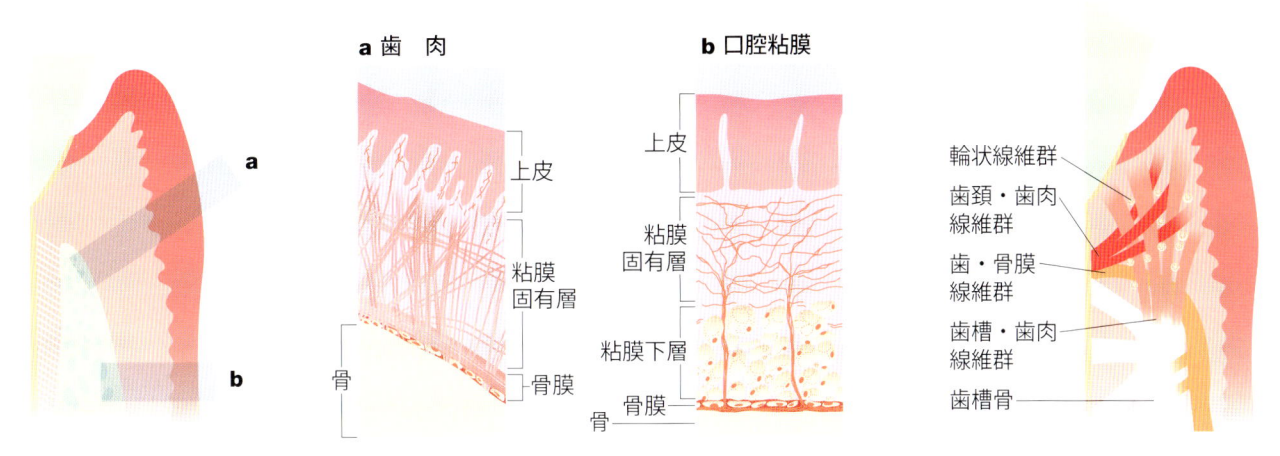

図1, 2 口腔粘膜と歯肉の解剖図
歯肉には粘膜下層は存在しない．歯肉の粘膜固有層の中には歯周靱帯が走行している（Nanci, A. 編著，川崎堅三監訳：Ten Cate 口腔組織学・原著第6版．医歯薬出版，2006．より）

図3-1 ライニングの実際．上皮に軽くメスを入れる．絵画でいう下書きに似ている

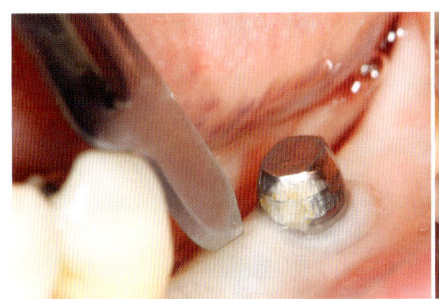

図3-2 ライニング後は少し出血が見られる．この出血で切開線を確認する

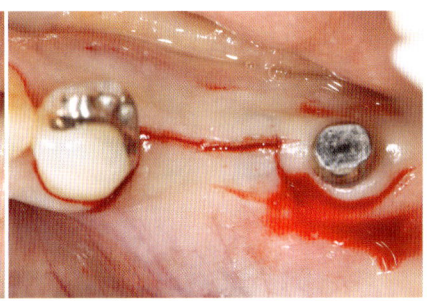

図3-3 ディープニングによって再度メスを深く入れ，切開を確実なものにする

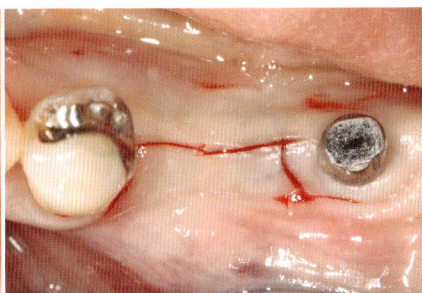

起始点と終点では，メスを立てるように操作する

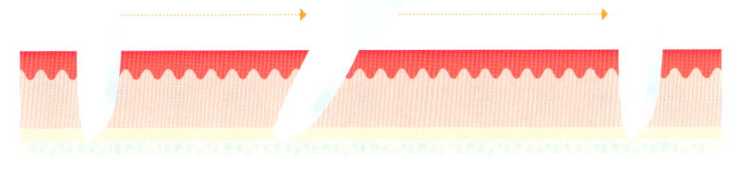

歯肉部分の切開の場合などは，鋸を引くようにメスを進めて靱帯や骨膜を確実に切っていく（ソーイングモーション）

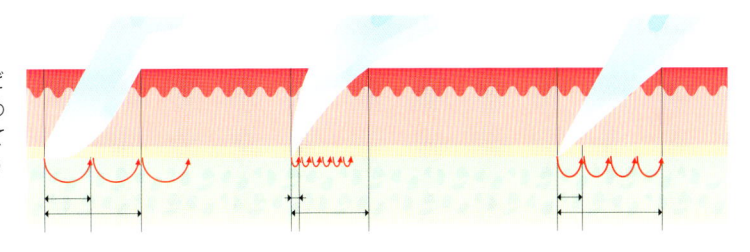

図4 メスの操作

切開の実際

一度浅く概形線を入れ（ライニング），その後に概形線より深く骨膜まで達する切開を入れる（ディープニング）方法が，歯周外科の基本の切開法として知られています（**図3**）．メスの刃先でゆっくりと鋸を引くように骨面をなぞる操作が必要な場合もあります（ソーイングモーション）（**図4**）．筆者は，円筒形のメスハンドルと No. 11,12,15,15c の替刃メスの組み合わせをよく用います．

切開の種類

切開法には多くの種類がありますが，歯の周囲の歯肉に行う切開と，それ以外の部位に行う切開に大別して考えます（**表1，2**）．

1．歯の周囲の歯肉に行う切開

この切開は，歯軸方向に対してメスが入る角度により，内斜切開と外斜切開に分けられます（**図5**）．

1）内斜切開

歯周外科では最も頻繁に用いられる切開で，歯肉溝内切開，歯肉辺縁切開の2つがあります．

① **歯肉溝内切開**（**図6**）：歯肉頂より内側，歯周ポケット内上皮にメスを入れ，歯頸線に沿うように進めていく切開法です．本来は，歯周ポケットが浅く炎症が少ない組織に対して弁を展開する必要があるときに用いる切開法です．できるだけ歯肉を温存して保存するために，歯肉が薄い場合や付着が少ない場合，歯間乳頭を保存したい場合にも応用できます．切除療法の場合には，歯肉辺縁切開と組み合わせて不良肉芽除去のための切開として用いることもあります．

② **歯肉辺縁切開**（**図7**）：歯周ポケットの除去や減少の目的のために最もよく用いられる切開法です．炎症性の歯周ポケット内上皮，肉芽組織を切除します．通常，歯肉縁から0.5～1.5 mm離した部位に切開線を入れます．切開線は歯頸線と平行に入れるのが基本です．切開の角度を調整することで弁の厚みをコントロールできます．

内斜切開を行う際の術前の検討事項として，まず歯周外科の目的が，歯周ポケットの除去か，組織の再生か，あるいは審美性の改善かを明確にしておくことが重要です．

それに関連して，術後に審美性も要求される部位では，歯間乳頭の温存についても考える必要があります．これは審美性と歯周ポケット除去のバランス，術後の補綴の有無にも密接に関連してきます．

つまり，全体的な治療計画を踏まえたうえでの歯周外科のプランニングが大切なのです（**表3，4**）．

2）外斜切開

歯軸に対して外側から傾けて切る切開です．歯肉切除，歯肉整形時によく用いられました．縫合が必要なく術式も比較的に簡単ですが，創面が開放創となり治癒が遅いため，適応頻度は高くありません．

2．縦切開・欠損部水平切開・減張切開

1）縦切開

内斜切開に続き，歯軸方向に歯肉から歯槽粘膜に入れる切開です．この切開により術野が限定され，弁の翻転が容易になります．手術部位がはっきりと明示され，器具の操作性もよくなります．また，弁に可動性が生まれるため，弁の移動，位置付けができます．

しかし，不用意な縦切開は，術後の瘢痕の原因となることが多く，切開線の設定には繊細な注意が必要です（**図8，表5**）．

1章 切開

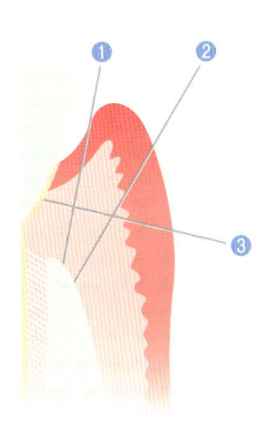

図5 内斜切開と外斜切開
- ①：内斜切開・歯肉溝内切開
- ②：内斜切開・歯肉辺縁切開
- ③：外斜切開

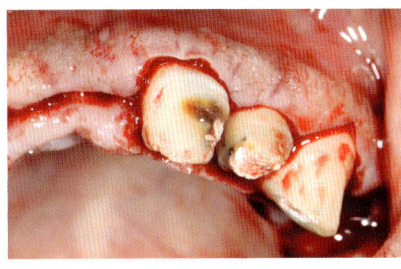

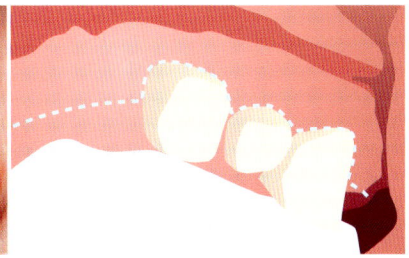

図6 歯肉溝内切開
歯周ポケット内にメスを入れ，歯頚線に沿って切開を進める

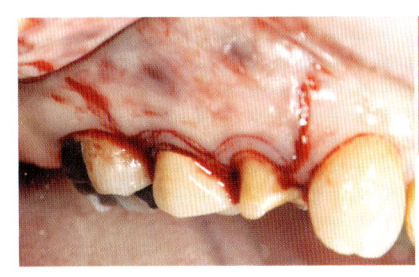

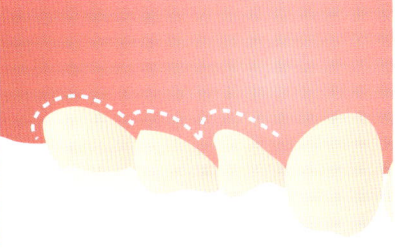

図7 歯肉辺縁切開
歯肉縁より一定の距離を保ってメスを入れ，歯頚線に平行に切開を進める

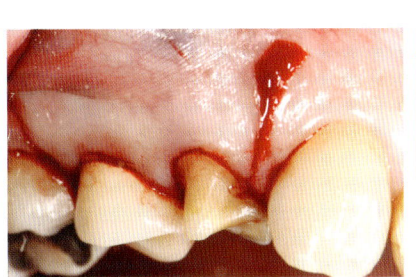

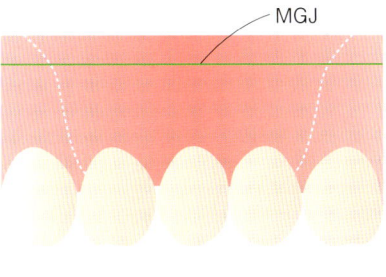

図8 縦切開

表1　歯の周囲の歯肉に行う切開
内斜切開（internal bevel incision）
●歯肉溝内切開（intrasulcular incision）
●歯肉辺縁切開（submarginal incision）
外斜切開（external bevel incision）

表2　歯の周囲の歯肉以外に行う切開
●縦切開（vertical incision）
●欠損部水平切開
●減張切開（releasing incision）

表3　歯周外科の目的
●歯周ポケットの除去
●歯周組織の再生
●審美性

表4　歯間乳頭温存のための配慮事項
●歯周ポケット除去と審美性のバランス
●補綴の有無

表5　縦切開を設定する場合の注意点
●歯冠の隅角部に設定する
●不潔域に切開線を設定しない
●血液供給を考えて歯肉弁の基部を広めにとる
●付着歯肉を越えて可動粘膜部まで延ばす
●骨欠損のある部分は避けて設定する

2）欠損部水平切開

抜歯後の欠損部や結節部に近遠心方向に入れる切開線です．歯槽頂部に入れるのが基本です．

症例によっては，この基本切開からやや舌側（口蓋側）寄り，頬側寄りに水平切開を行う場合もあります（**図9**）．

欠損部水平切開や縦切開においては，組織に対して垂直に切開する垂直切開が基本となります．血液供給を阻害しにくく術後の瘢痕も起りにくいなど，多くの利点があります．

粘膜の厚みをコントロールしたり，弁の切断面積を広くして確実な閉鎖を目的とする場合などには，斜切開を用いることもあります（**図10**）．

3）減張切開

歯肉弁を移動，伸展させたいときに，周囲軟組織と弁の緊張を取り除く切開のことです．骨膜減張切開とカットバックをよく用います．

骨膜減張切開は，剝離した全層弁の骨膜部分にメスを入れて弁の伸展を図るものです．通常，歯肉弁の基部の骨膜部分に水平に入れます（**図11**）．

カットバックは，縦切開の基部内面に切れ込みを入れる切開で，歯肉弁の自由度を増します（**図12**）．歯周形成外科手術や再生療法を行う際などに用います．

切開線のデザイン

多くの切開線が成書に記載されています．しかし，それらは前述した内斜切開と縦切開の組み合わせのバリエーションの表現型ともいえます．内斜切開の近遠心に縦切開を入れるデザインをフルフラップ，縦切開を近遠心の一方に入れるトライアンギュラーフラップ，縦切開を入れないものをエンベロップフラップと呼び，この3つが基本の切開線になります（**図13～16**）

それぞれの手術の目的に合わせた内斜切開の選択，また，どのような縦切開を加えるか否かの判断は，歯周外科の目的また個々の歯周環境によって異なります．

ですから，術前における診査・診断，および術中・術後のイマジネーションを高めることがたいへん重要なのです．その診断力こそが切開線のデザインの大きな決め手になります（**図17～23**）．

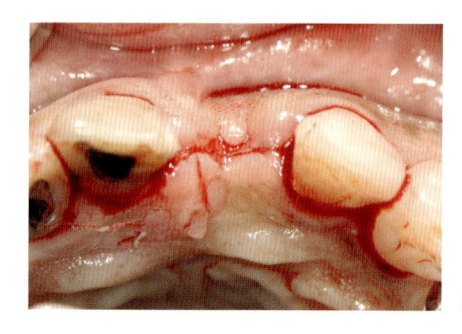

図9 欠損部水平切開

1章 切 開

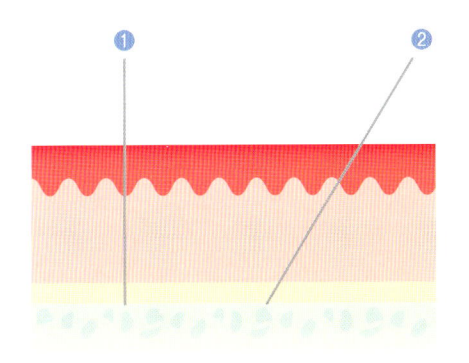

図10 垂直切開と斜切開
❶：垂直切開
❷：斜切開

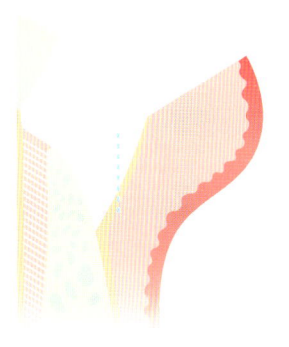

図11 骨膜減張切開

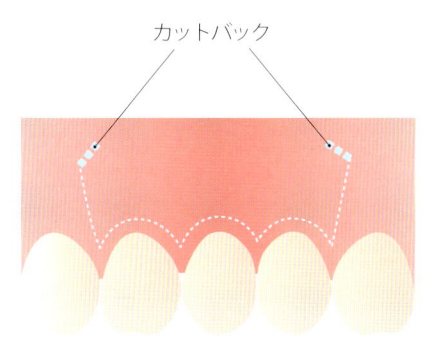

図12 カットバック

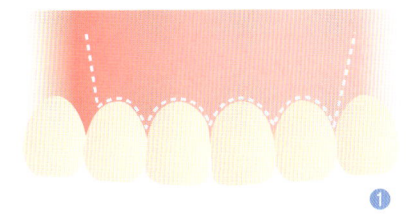

図13 基本となる切開線
❶：フルフラップ
❷：トライアンギュラーフラップ
❸：エンベロップフラップ

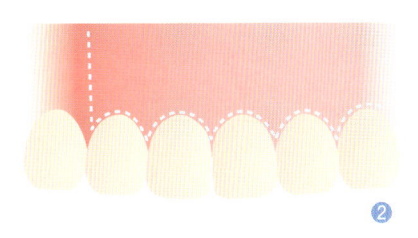

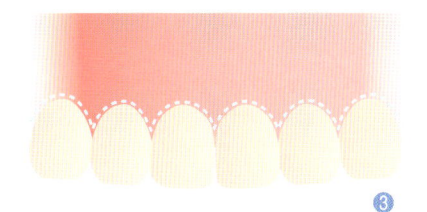

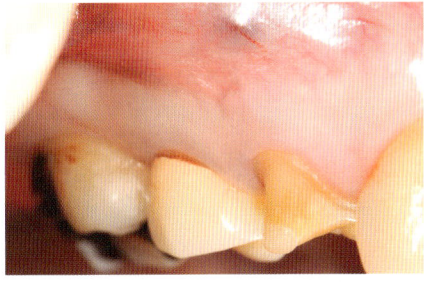

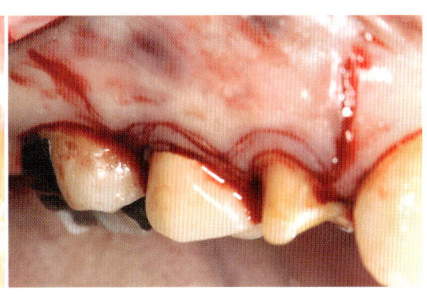

図14 フルフラップ．歯肉辺縁切開

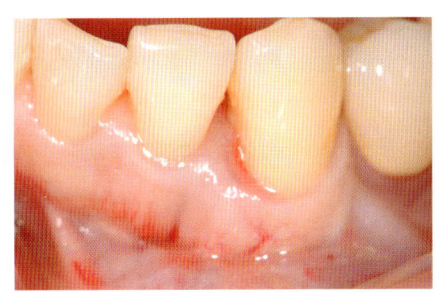

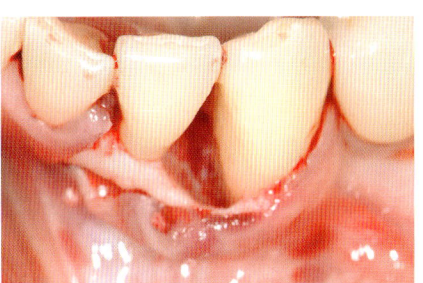

図15 トライアンギュラーフラップ．歯肉溝内切開

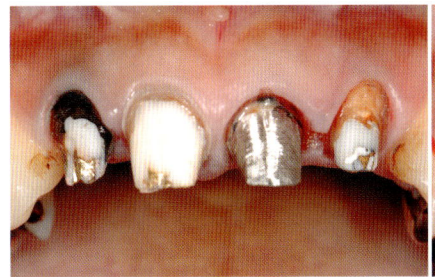

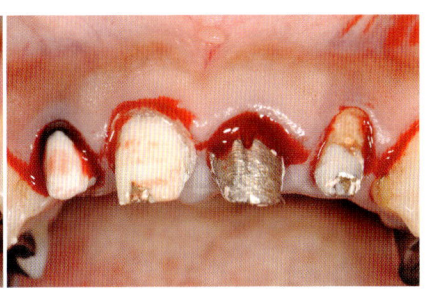

図16 エンベロップフラップ．歯肉溝内切開（Step 3　4章　Case 13参照）

●切開線のいろいろ

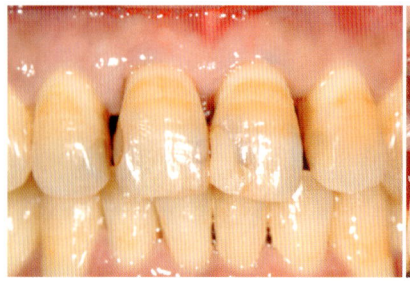

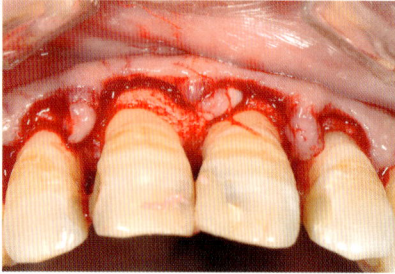

図17 エンベロップフラップに papilla preservation technique を併用．前歯部（歯肉溝内切開）

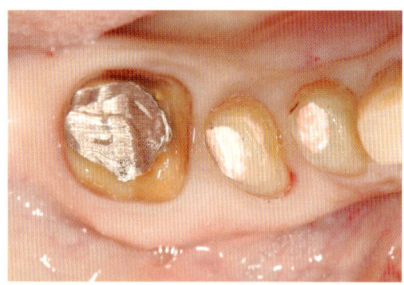

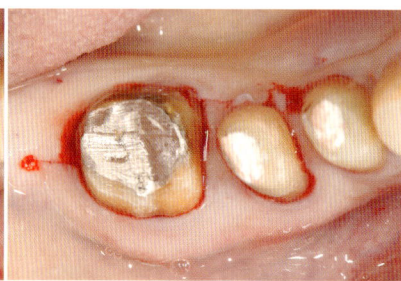

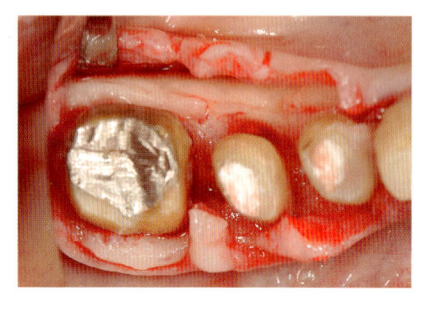

図18 エンベロップフラップに papilla preservation technique を併用．臼歯部（歯肉溝内切開）

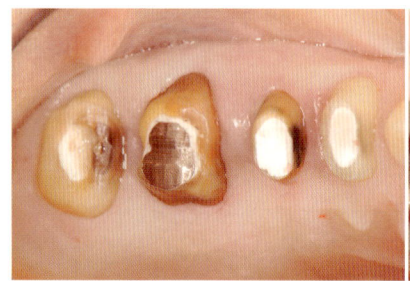

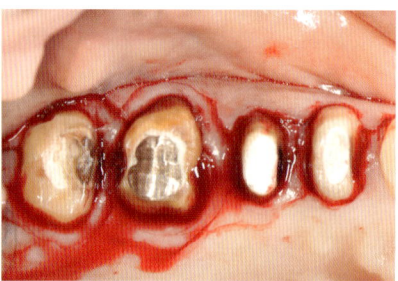

図19 エンベロップフラップと，歯肉溝内切開（小臼歯部），歯肉辺縁切開（大臼歯部）

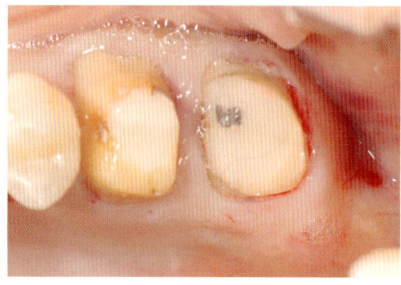

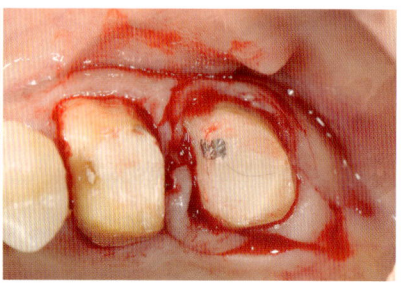

図20 |6 7|間 papilla preservation technique．エンベロップフラップと，歯肉溝内切開（|6），歯肉辺縁切開（|7），遠心のウェッジオペの切開線（|7）

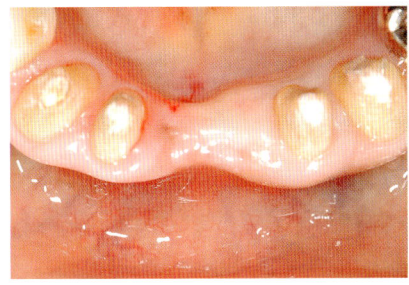

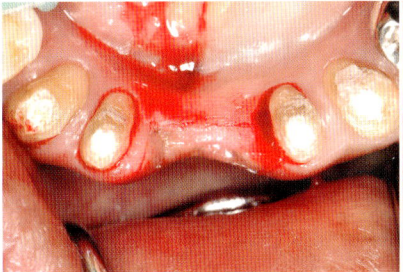

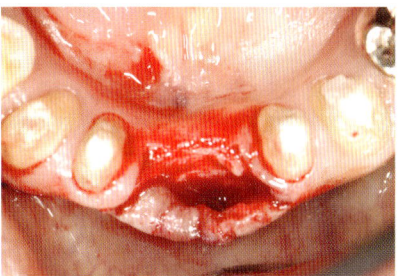

図21 欠損部水平切開からパウチ（部分層）を作製（Step 3　5章 Case 15 参照）

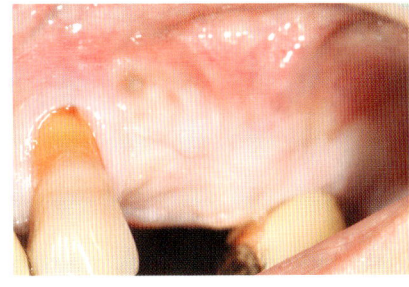

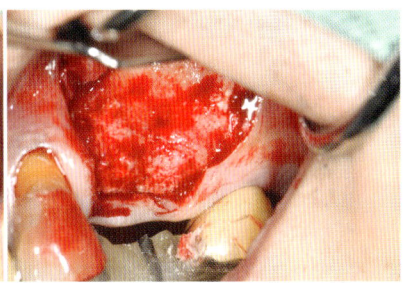

図22 歯間水平切開から歯肉辺縁切開にてフルフラップを作成

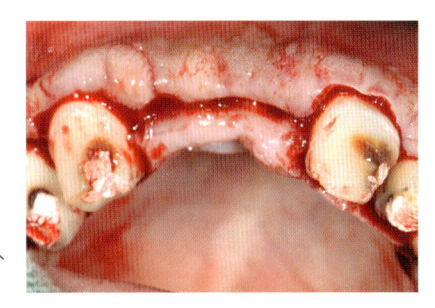

図23 歯間水平切開から歯肉溝内切開へつなぐ

　最初は難しいかもしれませんが，術前に具体的なイメージをもち，実際に手術を行ってみて，予想と現実のギャップを埋めていくプロセスを繰り返していくことが手技の確実な上達に効果があると思います．

動画04

Sample Case A の 解説

　冒頭で提示した症例では，フラップデザインはエンベロップフラップを適応し，歯肉溝内切開を加えました．

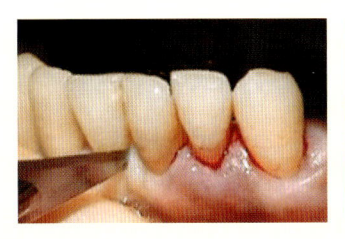

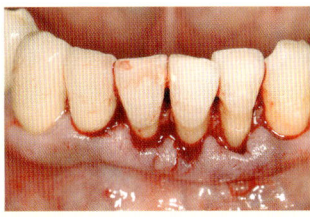

【使用器具】
円筒形の替刃メスハンドル（Hu-Friedy），No.15,11,12のメス（Aesculap,Hu-Friedy），Micro Adson（KLS Martin, Aesculap），Westermann（KLS Martin）

おもな問い合わせ先

- **Hu-Friedy**
  →モリタ
- **KLS Martin**
  →茂久田商会
- **Aesculap**
  →FEED（歯科通販）

Step 2

2章 剝離と縫合
それぞれのステップを確実に行う……良好な治癒を導くために

■ 剝 離

　本章では次のステップである，弁の剝離・翻転，病的組織の郭清，根面の清掃，縫合について解説します．

　メスによる歯肉部分の切開に続いて，粘膜固有層，下層，骨膜などの組織を剝離によって分けていきます．そして弁を翻転することで，十分な広さの術野を確保し，明示します．

　手際のよい剝離・翻転は，組織損傷，挫滅，余分な出血を最小限にでき，手術自体の効率を上げることはもちろん，術後の治癒にも影響を与えます．

　剝離する歯肉弁は，弁に骨膜を含むか含まないかによって，全層弁と部分層弁に分けられます．複雑な術式の場合，全層，部分層とコンビネーションで剝離する場合もありますが，まずは全層弁と部分層弁の扱いに習熟することが肝要です（**図 24**）．

■ 全層弁剝離

　骨膜と骨は比較的剝がれやすいため，全層弁の形成はそれほど難しくはありません．歯周外科の基本となる弁で，剝離・翻転後，骨面が露出されます．粘膜骨膜弁，full thickness flap ともいい，不良肉芽の除去，骨外科処置を行うには有利な弁です．血液供給も十分に得られます．しかし，縫合時の歯肉弁の位置付けがやや困難なために工夫が必要です．

　全層弁の剝離は，骨膜がメスで完全に離断されていることを確認後，剝離子を用いて行います．剝離子は湾曲した先端を骨面に向けて骨表面を擦るようにして使用するのが原則です．歯冠側から歯根側に向かって剝離を進めていきます．

　骨膜が切断されていない部分は，剝離子の先端で無理に骨膜切離をせず，再度メスやナイフで切離します（**図 25**）．

骨膜　　　　　　　　　　　全層弁　　　　　　　　　　　　　部分層弁

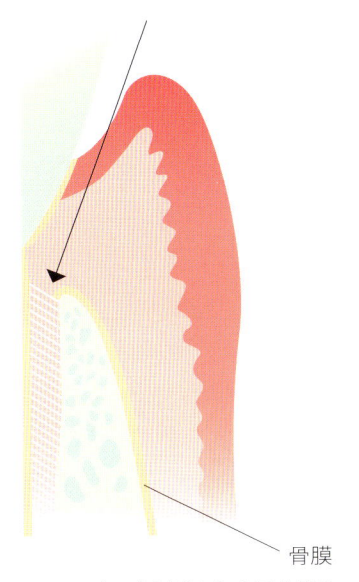

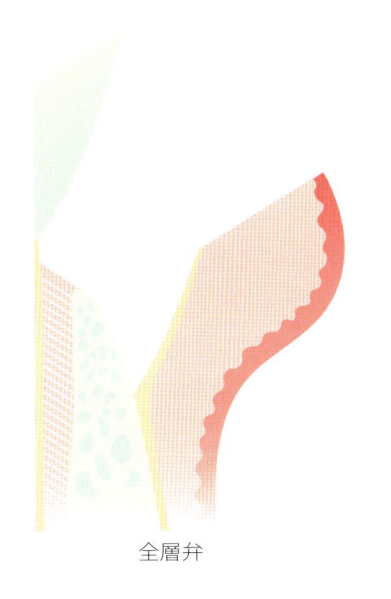

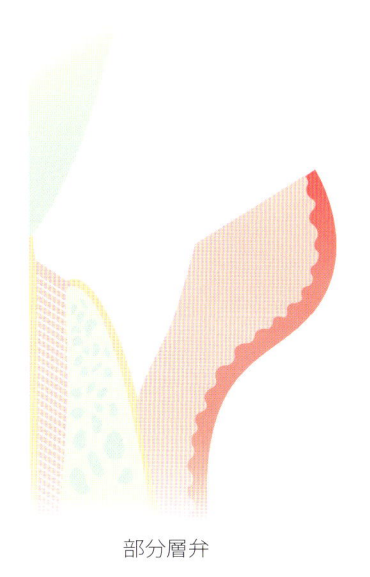

図24　全層弁剥離と部分層弁剥離

部分層弁剥離

　部分層弁は，粘膜弁，partial thickness flap ともいわれます．骨膜と粘膜下層には結合組織の介在があり，剥がれにくいため，剥離子の単独使用では効率よい剥離は困難です．そのため，メスやナイフ，剪刀などを使って剥離を進めることもまれではありません．

　剥離・翻転後に骨膜を温存でき，歯槽骨の保護が可能です．骨膜縫合を利用して歯肉弁の位置付けが確実にできます．

　基本的に結合組織（粘膜固有層，粘膜下層）を剥離していくため，術中にやや多めの出血を伴います（**図26**）．

Sample Case A

　1章では切開の終了までを示しました．ここでも術者になった気持ちで，以降の歯周外科処置，剥離，掻爬，縫合を行う姿を想像してみてください．使用する器具，操作，術野を明示した状態の予測，掻爬の実際，縫合の手順などをより具体的にイメージすることが上達の第一歩です．

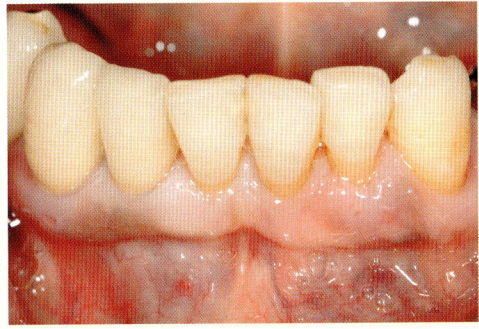

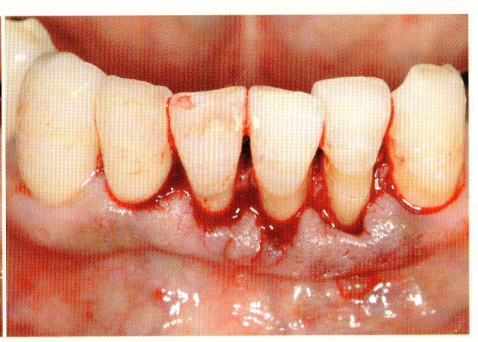

初診時の状態　　　　　　　　　　　　　歯肉溝内切開を行った状態

全層弁，部分層弁にかぎらず，ピンセットを用いて弁をしっかりと保持しながら剝離を進めて，明示可能な範囲まで弁を翻転します．

　もし，術野が狭い，器具が操作しにくいといった状況であれば，切開線を延長したり，剝離の範囲を広げたりして，手術を行いやすい環境を整えておきます．

　なるべく低侵襲で手術を行う配慮も必要ですが，まずは確実な手技を行う場を作ることが最も重要です．

病的組織の郭清・根面の清掃

　弁の剝離・翻転が終わったら，次には病的組織の郭清を行います．この処置は意外と困難で時間を要します．十分に歯肉辺縁切開を行った場合は，歯冠周囲の不良肉芽を含んだ炎症性の組織を除去します．歯冠周囲線維が離断されていない場合は，再度メス，ナイフなどで確実に切断します．そして，できるだけ効率よく組織を取り除きます（**図 27**）．

　引き続き，搔爬を行います．キュレットやエクセススケーラー，チゼル，エキスカベータなどを用います．

　サージカルバー，超音波スケーラーなどを用いると血液が洗い流されるので，肉芽組織を識別しやすくなります．

　根面と歯槽骨の移行部分がきれいに明示できるまで根気よく行うことがポイントです．そうすることで出血のコントロールが容易にできます．

　その後，根面や骨の処置を行います．搔爬が確実にできていれば，明視野下で根面上の沈着物を手際よく除去できますし，骨外科を行う場合にも効率よく処置が行え，結果として手術全体にも好結果をもたらします（**図 28**）．

縫　合

　一連の処置が終了したら，歯周外科処置の最終段階である，創面を閉じる「縫合」に取りかかります．簡単なように思える操作ですが，術直後の止血，弁の固定，すみやかな組織治癒には欠かせない重要なステップです．

　一次閉鎖を目的する縫合が一般的ですが，ほかにも弁を根尖に位置付ける，歯冠側に引き上げる，骨膜固定をするなど，多くの目的があります．それらを達成するためには，縫合針，縫合糸，持針器をバランスよく選択することも大切です．

　さらに，望ましい治癒に導くには，外反縫合を目指す，無理な力をかけない，なるべく等間隔で縫合する，結紮した糸が緩まないようにするといった配慮が不可欠です．

1. 基本的な針と持針器の持ち方

　針と持針器が直角になるように持つことが基本です．一般的な縫合の場合，持針器を持ち，手首を内転させて運針を行います（順針）．

　持針器で針のスウェッジ部分からボディの1/2～1/3の部分をつかむと，操作が容易になります（**図 29**）．

2章 剝離と縫合

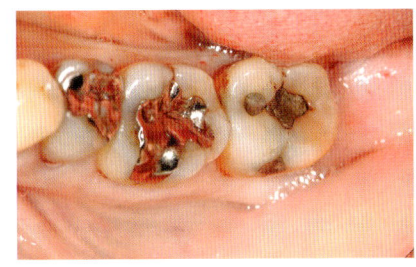

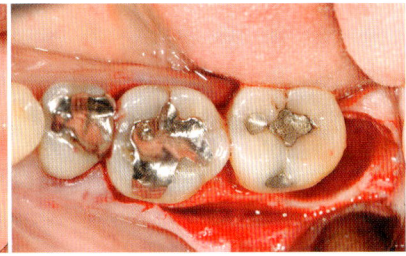

図25 全層弁での剝離．左が術前，右が術後

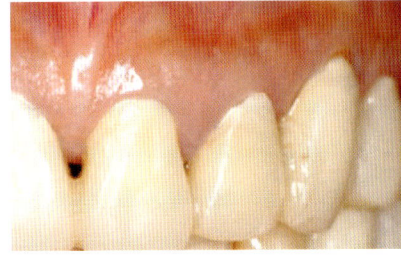

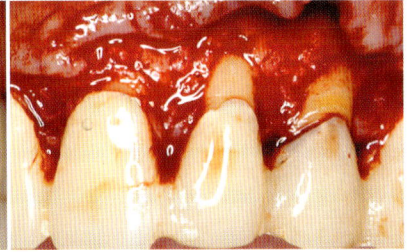

図26 部分層弁での剝離．左が術前，右が術後

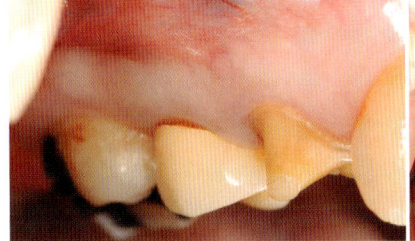

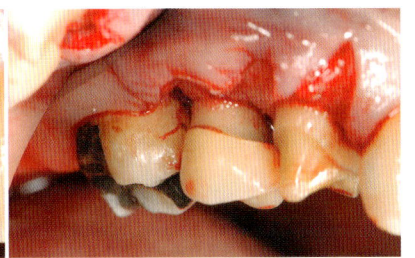

図27 歯肉辺縁切開後の歯冠周囲組織の除去．左が術前，右が術後（1章 図8参照）

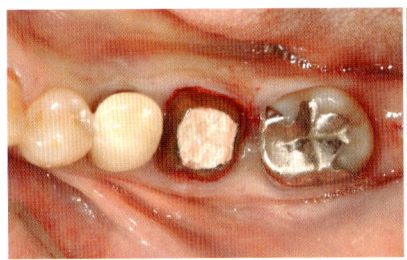

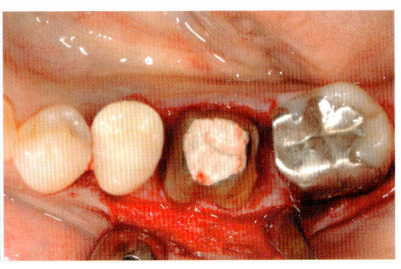

図28 搔爬．左が術前，右が術後

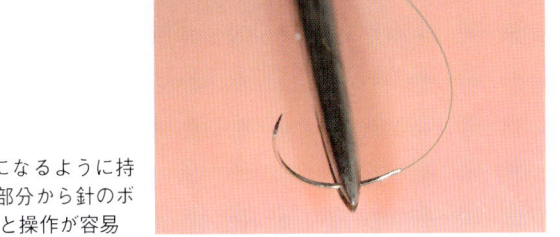

図29 針と持針器が直角になるように持つことが基本．スウェッジ部分から針のボディの1/2～1/3をつかむと操作が容易

53

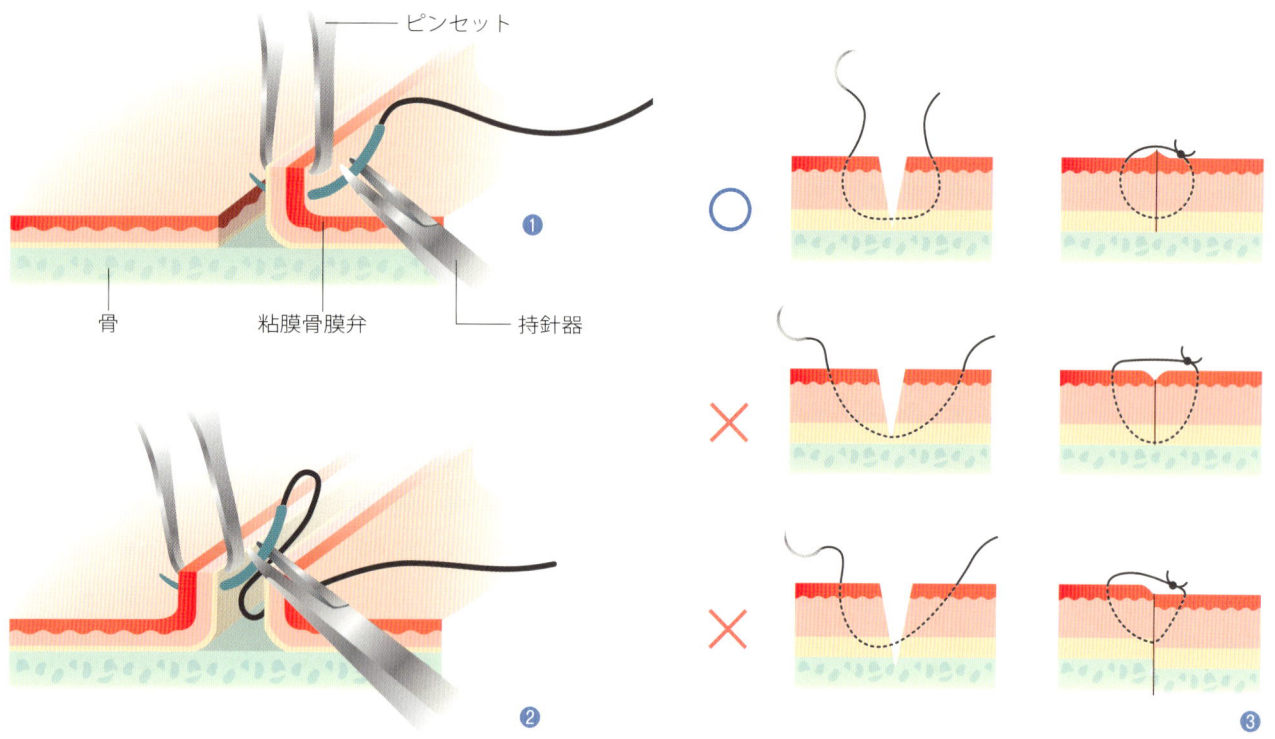

図30 外反縫合
❶：針尖が組織に対して直角になるように刺入する．そのために弁をピンセットなどで保持するとよい．骨膜まで確実に針を通していったん針を外に出す
❷：反対側に刺入する場合，針入点は切開線から同じ位置を心がけ，刺入する弁をピンセットなどで保持して直角に刺入する

❸：剝離側と非剝離側の組織は，針でなるべく均等でかつ深く拾うように心がける．針尖が粘膜面に直角にならないと多くの組織を拾えない．また，剝離，非剝離側の拾う組織の量が違うと，段差ができる

2．縫合の基本動作

創面の一次治癒を目指す場合，創面がずれたり死腔ができないよう，瘢痕収縮の量を最小限にする工夫が必要です．そのためには，縫合針でなるべく多くの深部組織をつかみ，創縁を外反して盛り上がらせ，後の瘢痕収縮によって創縁が平らになることを予測した「外反縫合」（everting suture）を心がけます（**図30**）．

実際の処置に際しては，基本的に針を口腔内ではフリーの状態にしないように心がけます．口腔内で針を見失って誤飲させてしまったり，他部の組織を傷つけたりしないため，必ず持針器かピンセットで把持します．

また，組織に優しい操作を心がけ，組織を針で乱暴につかんだり突き破ったりしない，針をつまみ出すときに持針器で針尖をつかまない，針尖で骨面を傷つけたりしない，針尖を曲げたりしないなどの点に気をつけることも大切です．

縫合の種類と方法

1．断続縫合と連続縫合

縫合は断続縫合と連続縫合に分けられます．断続縫合は一針ごとに結紮する方法で，歯周外科では最も頻繁に用いられる縫合法です．連続縫合は，1本の糸で一度に連続的に結紮する縫合です．

❶ 歯間縫合（断続縫合）
単純縫合，8の字縫合
❷ マットレス縫合
水平マットレス縫合，垂直マットレス縫合，垂直懸垂マットレス縫合，交叉マットレス縫合など
❸ 懸垂縫合
単純懸垂縫合，連続懸垂縫合など
❹ その他の縫合
連続ロック縫合，係留縫合，連続歯間縫合など

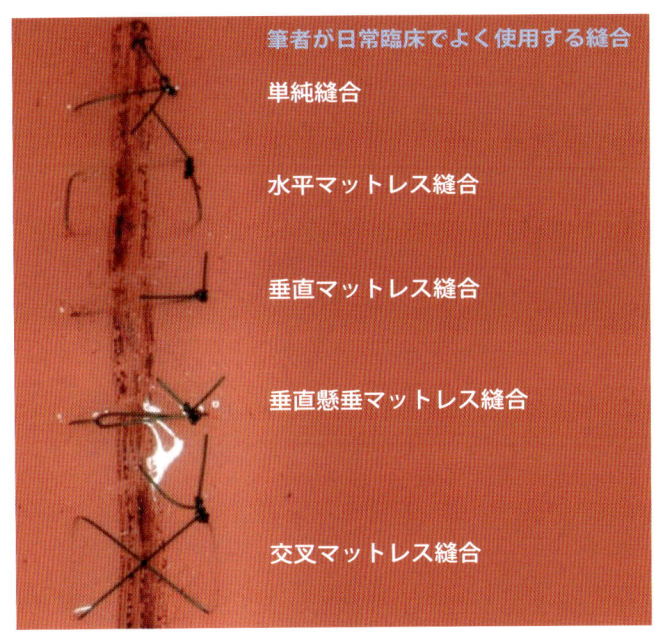

図31 さまざまな縫合法

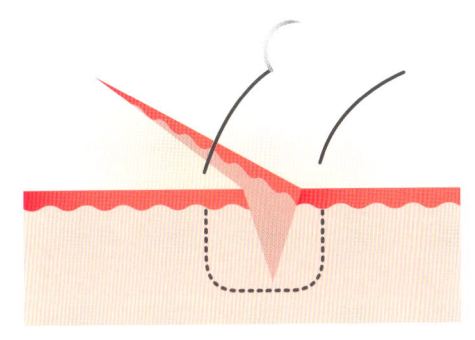

図32 単純縫合

　連続縫合は，結紮を何度もしなくてよいので便利ですが，治癒の期間中に一部分でも糸が緩んだり組織から糸がちぎれたりすると，縫合したすべての部分が失敗に終わる可能性も含んでいます．適応にあたっては，手技の研鑽，診査などに十分な注意を要します．まずは断続縫合をしっかりマスターすることをお勧めします．

2．単純縫合とマットレス縫合
　成書には実に多くの縫合法が紹介されています．歯周外科のオプションが増えていくと，それに適した縫合法をマスターしていく必要があります（**図31**）．
　ここでは，日常臨床によく使用している以下の縫合について解説します．

1）単純縫合
　歯周外科で基本となる縫合法です．歯間部において頰舌的に一針ごとに糸を通し結紮します．歯肉弁同士をきちんと合わせることができ，適合性に優れ，外反縫合を行いやすい縫合です（**図32**）．

2）マットレス縫合
　歯肉弁を確実に縫合したいとき，歯肉弁を骨面に強く圧接したい場合に用います．創面の密着面積が広いため，創の治癒が確実です．
　歯間部において深い位置での組織の密着を得たい場合，歯肉が薄くて脆弱な場合などには，垂直マットレス縫合を用います．

水平マットレス縫合

垂直マットレス縫合

垂直懸垂マットレス縫合

交叉マットレス縫合

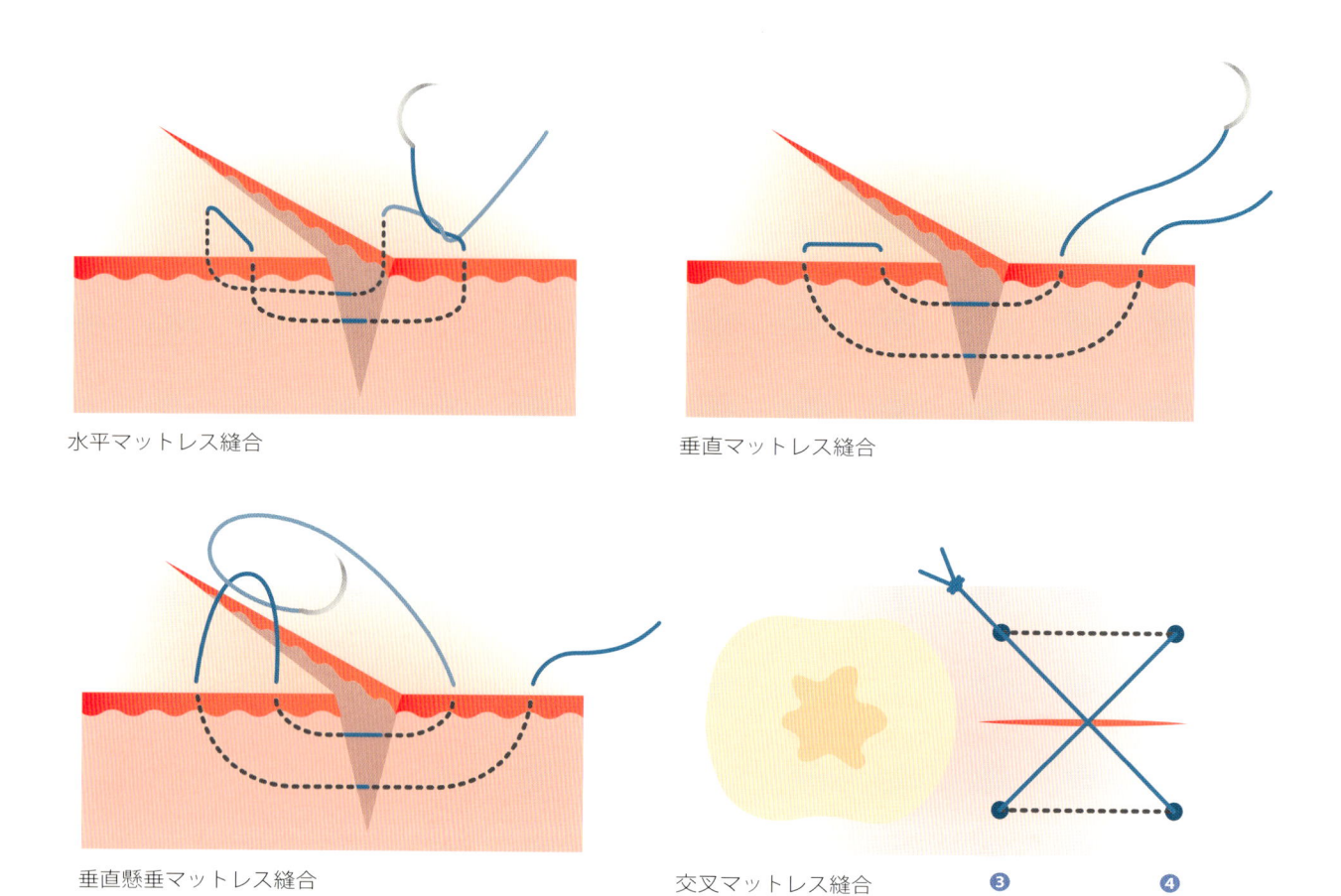

図33 マットレス縫合の種類

　また，再生療法などより歯肉弁の適合を得たい場合には，垂直懸垂マットレス縫合も用います．

　そのほかにも，欠損部などにおいて広い面を密着させる場合に用いる水平マットレス縫合，長い直線上切開部を縫合する交叉マットレス縫合などがあります（**図33**）．

結紮法

　男結び，女結び，外科結び，三重結びなどさまざまな結紮法があります．結紮の種類は縫合糸の素材，切開の位置と深さ，術後の創面にかける緊張の度合いによって変化します．歯周外科処置での基本は，男結び，外科結びです．

　一般的にマルチフィラメントの縫合糸のほうがモノフィラメントの縫合糸よりも扱いやすく，結紮が容易です．ナイロン糸，ゴアテックス糸などでは，男結び，外科結びでも糸が緩む場合があり，その場合，さらに男結びを追加します．

　結紮に際しては，あまりきつく締めすぎず，組織を「締める」のではなく，「寄せる」気持ちで結紮するとよいでしょう．

　結紮後の結び目が切開線上に重ならないようにする．結紮後は縫合糸を約3mm残して切る．結紮後に創面のずれや段差がないことを確認するなどの注意が必要です（**図34**）．

2章 剝離と縫合

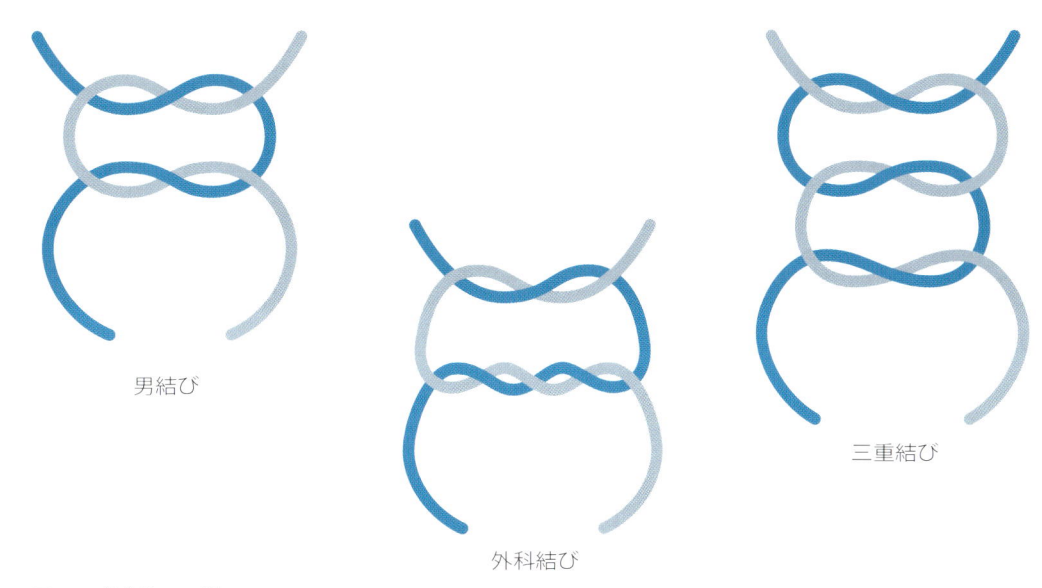

男結び

外科結び

三重結び

図34 結紮法の一例

Sample Case A の 解説

切開に引き続き，全層弁で剝離し，弁を翻転しました．その後，組織の郭清，根面の清掃，縫合を行い，外科処置を終了しました．使用する器具，操作，術野を明示した状態の予側，搔爬の実際，縫合の手順などはイメージしたとおりでしたか？

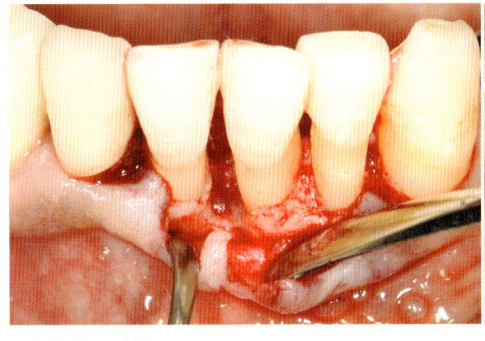

剝離した状態　　　　　　　　縫合した状態

【使用器具】
Micro Adson (KLS Martin), Westermann (KLS Martin)
円筒形の替刃メスハンドル(Hu-Friedy 10-130-05), No.12のメス (Aesculap)
Excess scaler (LM Instruments), Gracey curette5/6 (Hu-Friedy), Hirschfeld P20 (Hu-Friedy)
Castroviejo type 持針器 (KLS Martin 20-606-18), 剪刀 (Helmut Zepf 46 801 11)
縫合糸 (GC ソフトレッチ C16N5G)
リトラクター (Hu-Friedy Columbia)

動画10

おもな問い合わせ先

- KLS Martin
  →茂久田商会
- Hu-Friedy
  →モリタ
- Aesculap,
  Helmut Zepf
  →FEED（歯科通販）
- LM Instruments
  →白水貿易

　1章の切開に始まり，ここでは剝離，搔爬，縫合まで，歯周外科の基本的な流れを解説しました．

　歯周外科の種類，難易度はさまざまですが，確実な手技がベースになります．よいイメージを描きながらさらなるステップアップを目指してください．

Step 2

3章 歯周外科を効果的に行うには
成功の鍵を握るのは……適応の見極めと治療オプションの適切な選択

■ 歯周病治療における歯周外科の位置づけ

1，2章では，歯周外科の基本である，粘膜切開，弁の剥離・翻転，病的組織の郭清，根面の清掃，縫合といった一連の流れを解説しました．実際の手技についても，動画を見ることで，歯周外科のイメージをある程度もつことができたのではないでしょうか．

この3章では，歯周外科の分類と基本的な概念について解説したいと思います．その前提となる知識として，歯周病の本質が，宿主側の炎症反応，免疫応答によって組織破壊が進行する歯周病原細菌の感染であること，そして現在の治療法の基本は，歯周病原細菌の温床である細菌性プラークや歯石の除去であることを思い出しておきましょう．

患者さんの治療を時間軸で見た場合，歯周病治療のなかでは歯周基本治療が最も重要な処置です．

確かに，正しい診断のもとに的確な歯周外科処置を行えば，環境の改善には効果があります．しかし，それは長い歯周病治療のなかでは一時期のことです．前述したように，その状態を維持するためには，きめ細かな，長期間に及ぶメインテナンス，SPTといった地道で継続的な歯周基本治療が前提となります．また，メインテナンスが伴わない歯周外科処置は失敗に終わる可能性が高いことを示唆する報告も多数あります．

歯周病治療において，歯周外科治療はどちらかというと脇役であることも，あらためて肝に銘じておく必要があります（**図 35，36**）．

■ 歯周外科の目的

歯周外科の大きな目的は，歯周基本治療では除去できない原因因子や炎症を外科的に除去し，歯周組織の治癒や再生を得ること，審美性を回復して歯周環境整備を達成することであり，その目的達成のために，現在では数多くの歯周外科の術式が紹介されています．より具体的な目的として，**表 6** に示すような項目があげられます．

3章 歯周外科を効果的に行うには

図35 歯周病治療の流れ（日本歯周病学会）
歯周外科によって得られた環境を維持するためには，きめ細かな長期間のメインテナンス，SPTといった地道で継続的な歯周基本治療が前提となる

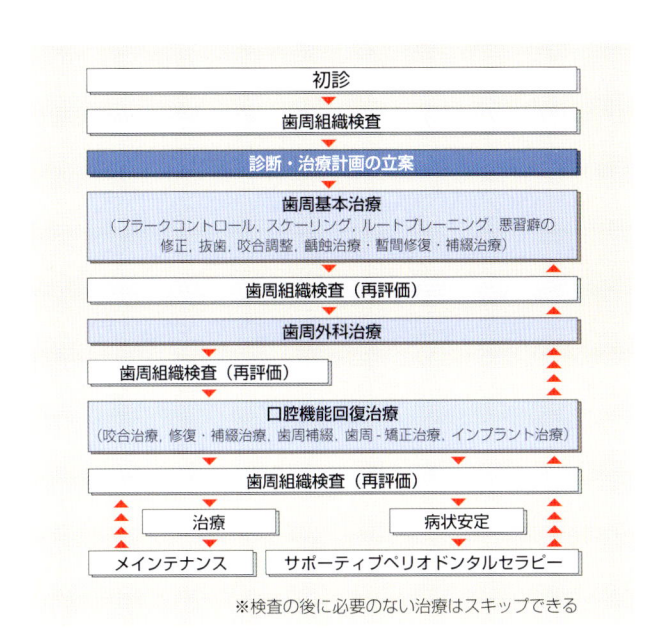

図36 このような口腔内でメンテナンスするのが理想であるが，現実的には歯周病になって来院される患者さんが多い

表6　歯周外科の目的	
❶ 根面への器具の到達性をよくする	❹ 歯周組織の再生
❷ 歯周ポケットの減少および除去	❺ 歯肉−歯槽粘膜の改善
❸ プラークコントロールを行いやすい口腔環境，清掃しやすい歯肉・歯槽骨をつくる	❻ 補綴前の歯周環境の構築
	❼審美性の改善

Sample Case B

術前の口腔内写真，デンタルX線像，プロービング値を示します．
皆さんが歯周外科を行うとすれば，どのような外科処置を行いますか？　術者になったつもりでイメージしてみてください．

術前のプロービング値

	⌐5	⌐6	⌐7
舌側	3 3 4	4 3 4	4 4 8
頰側	3 3 3	3 4 3	3 5 8

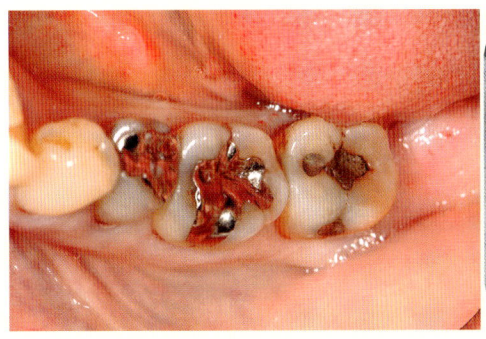

歯周基本治療終了後の状態　　　　術前のデンタルX線写真

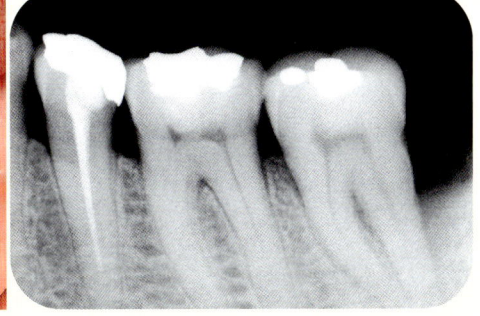

59

歯周外科の種類

メインテナンスを前提とした環境改善という観点から考えると，歯周外科処置の効果はかなり大きいといえます．

現在，日本歯周病学会では歯周外科治療を4つのカテゴリーに分類しています（**図37**）．

1. 切除療法

病的組織，炎症性の組織，形態不良になった骨組織の切除により歯周環境の改善を行うことを主目的とした手術法です（**図38**）．

悪い箇所をすべて除去するため，歯周組織に対する侵襲は大きく，術前に比べて術後の歯肉の形態，歯の露出状態はかなり変化します．

しかし，確実なデブライドメントが可能で，通常，フラップの上皮断端を根尖側に位置づけ，浅い健康歯肉溝で治癒します．メインテナンスしやすい環境を構築することができます．

切除療法は，歯肉退縮を伴う治癒となることが前提です．この「切除」を応用し，補綴前処置として歯冠長延長を行う場合もあります．天然歯においては，根面齲蝕や知覚過敏が起こる可能性もあります．

術式としては，歯肉弁根尖側移動術，歯肉切除術などが知られています．

2. 組織付着療法

根面および歯周ポケット内部に蓄積した細菌および細菌由来の汚染物質を取り除き，歯肉軟組織が根面に付着するのを促すことを主目的とした手術法です（**図39**）．

基本的に組織付着療法では積極的な骨切除，骨整形術は行わず，骨も軟組織も極力保存して歯肉弁を縫合します．

長い接合上皮で治癒するため，歯周ポケットの再発の可能性はあります．しかし，歯肉はほとんど元の位置で治癒するため，審美性を重視する場合などには有利です．

歯周ポケット掻爬術，新付着術，フラップ手術（オープンキュレッタージ，アクセスフラップ術），ウィドマン改良フラップ術などがあります．

3. 歯周組織再生療法

歯周支持組織（歯根膜，セメント質，歯槽骨）を再生させることで歯周ポケットを減少させる治療法です（**図40**）．

結合組織性の付着の獲得が理想ですが，長い接合上皮による治癒も起こることが多いといわれています．

GTR法，エムドゲインを応用した手術法，骨移植術などがあげられます．

術者のスキルや，患者さんの局所的，全身的状況によって治療結果が大きく左右されます．

将来的には，いろいろな増殖因子を応用した材料が開発されて，臨床応用される可能性があります．

3章 歯周外科を効果的に行うには

図37 歯周外科治療の分類
（日本歯周病学会）

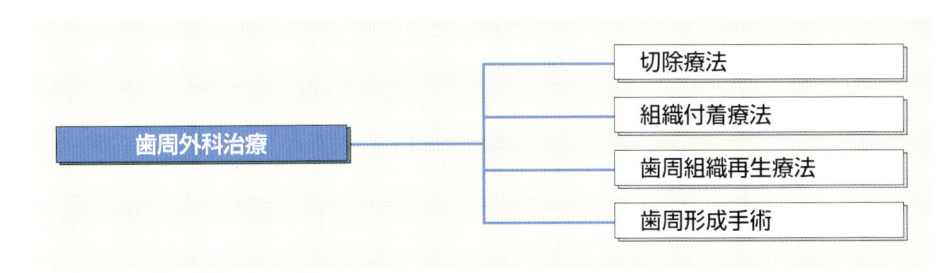

```
歯周外科治療 ─┬─ 切除療法
              ├─ 組織付着療法
              ├─ 歯周組織再生療法
              └─ 歯周形成手術
```

● 切除療法

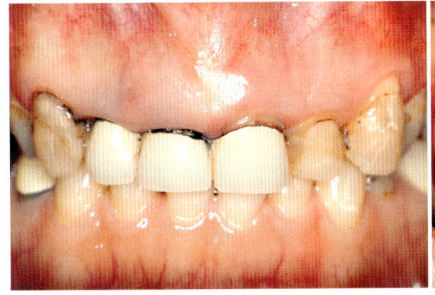

図38-1 術前．歯頸線の不揃いが見られる
図38-2 根尖側移動術で軟組織，骨組織を切除して歯周環境の改善を図る 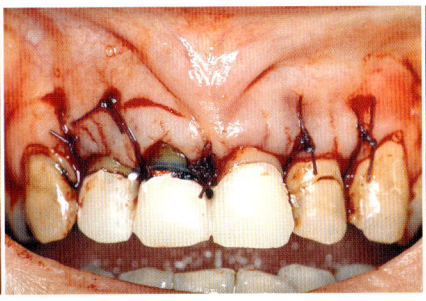
図38-3 術後．術前に比べ歯冠長も修正され，メインテナンスしやすい環境が整った 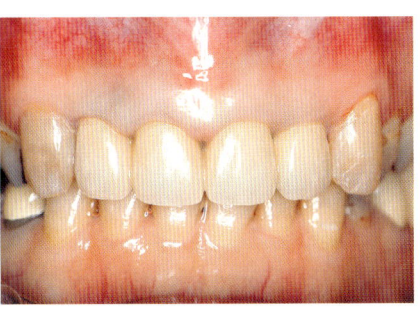

● 組織付着療法

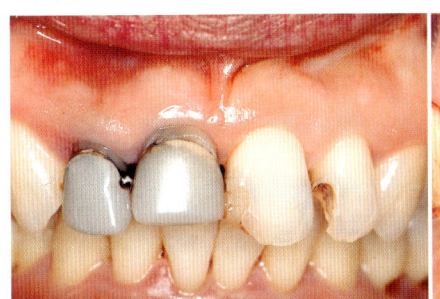

図39-1 術前
図39-2 軟組織のデブライドメントを行い，骨，軟組織を極力保存して歯肉弁を縫合 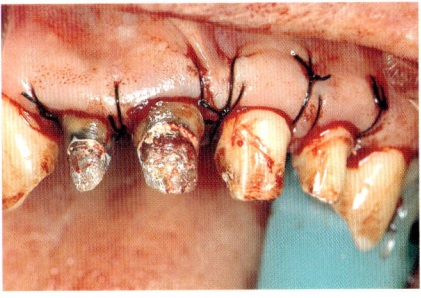
図39-3 術後も術前と歯頸線はほとんど変わらない 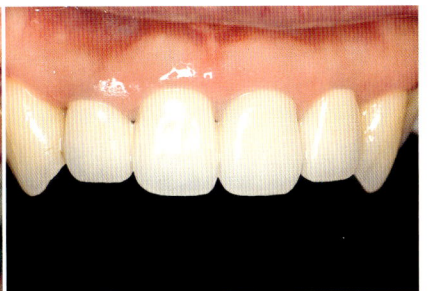

● 歯周組織再生療法

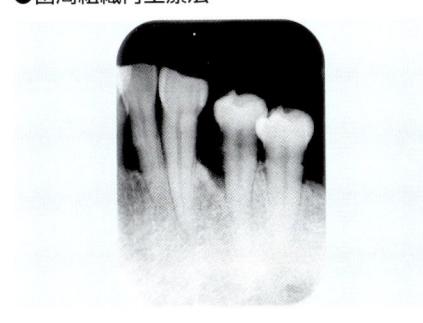

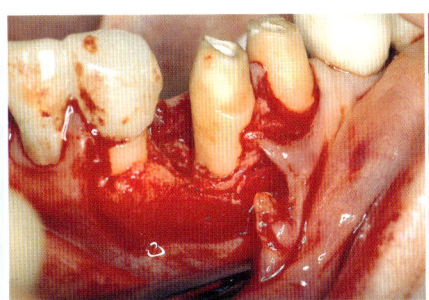

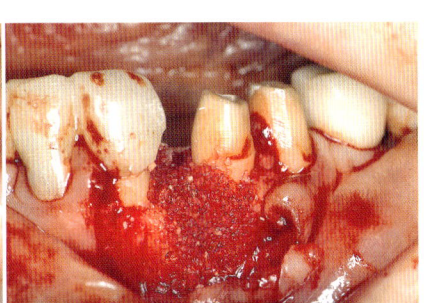

図40-1 術前のX線写真．骨欠損を認める
図40-2 弁を剥離・翻転した状態
図40-3 エムドゲインと骨補填材による再生療法を行う

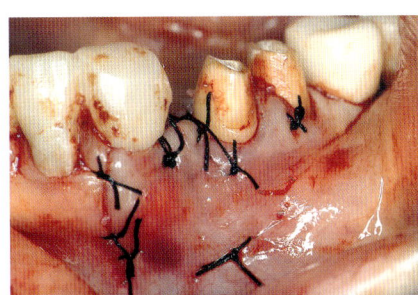

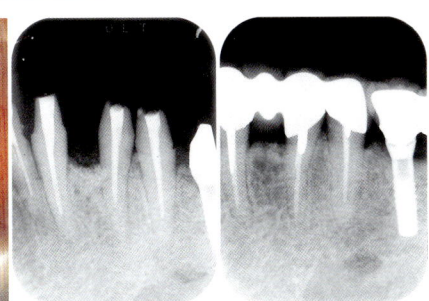

図40-4 縫合時
図40-5 術直後のX線写真
図40-6 術後6年経過時のX線写真

61

4. 歯周形成外科手術

　従来の歯周外科は歯周ポケット除去がおもな目的でした．現在では，別の側面として，歯周環境の改善，歯周組織の形態修正も歯周外科処置の目的と考えられています．

　そのような処置は，以前は歯肉-歯槽粘膜手術（muco gingival surgery：MGG）と呼ばれていました．最近では，それらに加えて，審美性の改善，歯周組織の破壊を予防する配慮などを重視した処置として，歯周形成外科手術（periodontal plastic surgery：PPS）と称されるようになってきています（**図41**）．軟組織を治療の対象とすることが多く，より繊細なテクニックが必要となります．

　外科術式はその目的に応じて多くの種類が紹介されていますが，代表的な術式として根面被覆術，付着歯肉増大術，歯槽堤増大術などがあります．

歯周外科処置を行うタイミング／術前の歯周基本治療が大切

　歯周基本治療は，歯周病の原因因子やリスクファクターを排除して歯周組織を改善し，その後の歯周治療の効果を高めることが目標となります．また，咬合性因子などの診査・診断，患者さんの全身的な状態，既存疾患の問題，生活習慣や社会的背景の把握など，基本治療の間に多くの情報も得るようにします．

　軽度の歯周病であれば，歯周基本治療により歯肉退縮，付着の獲得が起こり，それだけで歯周組織の治癒が得られることもあります．重度の場合でも，まずは歯周基本治療を行います．そうすることで歯周組織の炎症がコントロールされ，歯肉の処置に対する組織反応を診ることができ，それ以降の歯周外科に対する組織の治癒の予測が可能となります．また，歯周基本治療が成功していれば，歯周外科で剥離した弁自体の炎症が少ないため弁の処理が容易となり，術野の出血が少なく，効率よく処置が行えます（**図42**）．

歯周外科の適応基準

　歯周基本治療終了後，臨床的な指標としては，再評価時のプロービングデプスがおおむね4 mm 以上，BoPプラスの部位が歯周外科の適応と一般的にいわれています．

　歯周病は感染症であり，歯周外科処置が外科処置であることを考えると，患者さんの全身状態を把握しておくことは重要です．最近では有病者，高齢者の患者さんも増えてきています．内科医との連携を十分にとり，全身疾患との兼ね合いも考えて外科処置の可否を考える必要もあります．日常よく遭遇する糖尿病，循環器系の疾患，骨粗鬆症，生活習慣としては喫煙などをコントロールしておく必要があります．

　また，メインテナンスの伴わない歯周外科処置は失敗に終わることが多いので，歯周病治療の効果を維持するには，患者さんの理解と参加が不可欠です．歯周基本治療中に患者さん自身の治療に対するモチベーションを見極めることも重要であると思います．

　口腔衛生状態が改善されていることを前提として，患者さんの全身状態が手術に耐えうる状況であること，特に禁煙が守られていること，患者さんに歯周外科処置の説明を行い，理解，同意が得られること，これらを満たしたうえで外科処置に踏み切ることが大切だと考えています（**表7**）．

●歯周形成外科手術

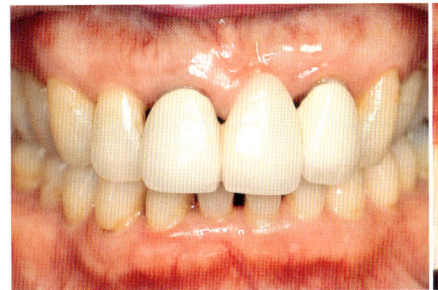

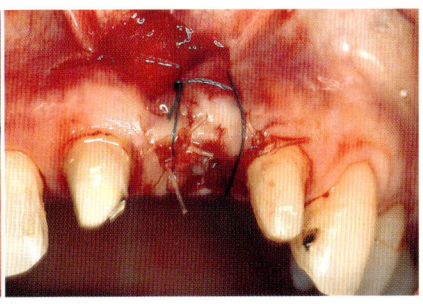

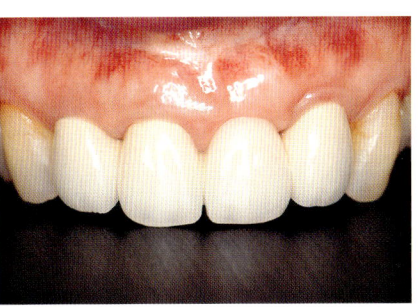

3章　歯周外科を効果的に行うには

図41-1　術前．ポンティック部分の組織の陥没が気になる
図41-2　歯槽堤増大術を行う（ロール法）
図41-3　歯頚線の調和もとれ，審美性も改善された

●歯周基本治療の成功が歯周外科処置のための良好な環境を導く

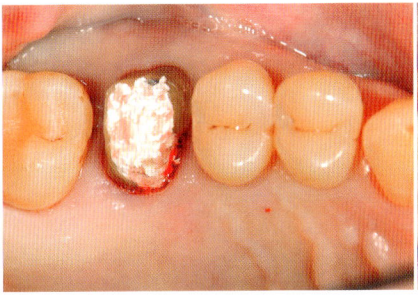

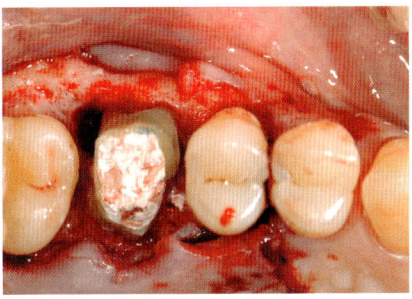

図42-1　歯周基本治療終了後の歯周外科
図42-2　弁の剥離・翻転が容易で，出血が少ない．術野の明示が可能で，歯周外科処置が望ましい環境で行える

表7　歯周外科の適応条件

①	患者さんの口腔衛生状態が改善されていること
②	患者さんの全身状態が手術に耐えうる状況であること
③	禁煙が守られていること
④	患者さんに歯周外科処置の説明を行い，理解，同意を得られていること

歯周外科処置のオプション

　歯周病の病態に対しての正確な診断は重要です．しかし，その治療法になるとさまざまな要因が関係し，必ずしも理想的な治療法が選択されるとはかぎりません．
　実際の臨床では，ある病変に対して切除，再生，組織付着，ポケットメインテナンスの4つの治療オプションを選択肢として患者さんに提示する場合もまれではありません（**図43**）．
　また，数回の歯周外科処置が必要な場合もあり，全体的な治療計画のなかで歯周外科処置を考える必要もあります（**図44**）．

63

ポケットメインテナンス

組織付着　　　　　　　　　　切除　　　　　　　　　　再生

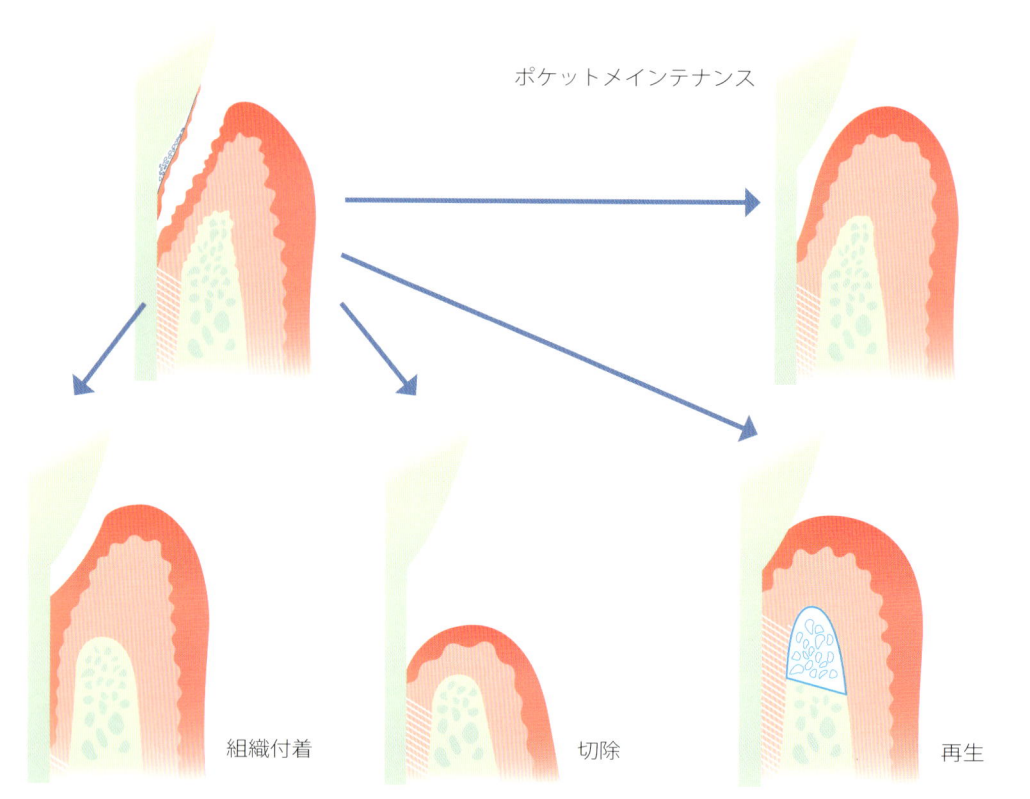

図43　1つのある病変に対して，組織付着，切除，再生，ポケットメインテナンスの4つの治療オプションが選択肢となる場合もまれではない

●数回の歯周外科処置を必要とした症例

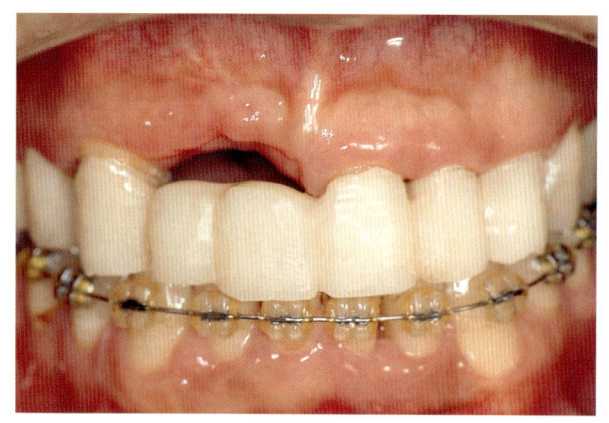

図44-1　術前．欠損部，歯周病の進行など多くの問題点を抱えている

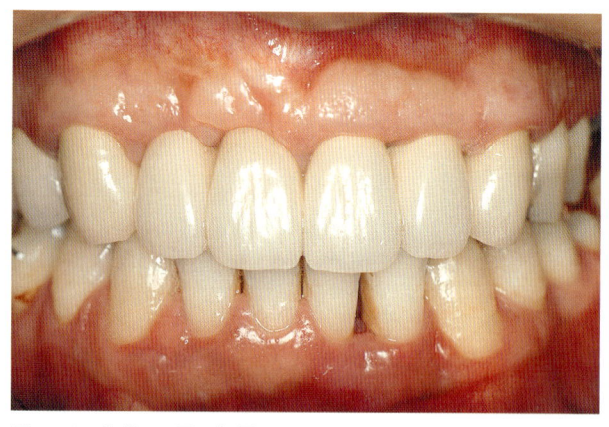

図44-2　術後．1回の処置ですべての環境改善は困難な場合もある．そのような場合は無理をせず数回の処置に分けて行う

　　　　歯周外科のオプションは，歯科医師の技術レベルはもちろんですが，患者さんサイドの状況によって変わってしまうこともあります．
　　　　筆者の場合，歯周病治療のゴール設定と，歯周外科処置介入の意義，もし歯周外科を行わない場合，メインテナンスで経過観察する場合のメリット・デメリット，また将来外科処置を適応するなら，その場合，外科処置はどのような目的で行うか，それぞれの場合において，利点，欠点，盲点などを患者さんに説明し，患者さんとの話し合いのうえで，最終的な治療法を決めています．

3章 歯周外科を効果的に行うには

Sample Case B の 解説

「7 遠心部の骨欠損が著明でした．今回はエムドゲインと骨補填材（DFDBA）による再生療法を行いました．

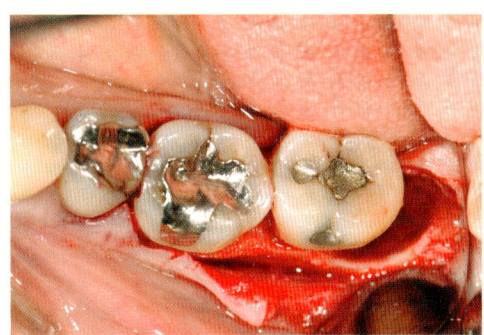

粘膜骨膜弁を剥離・翻転した状態

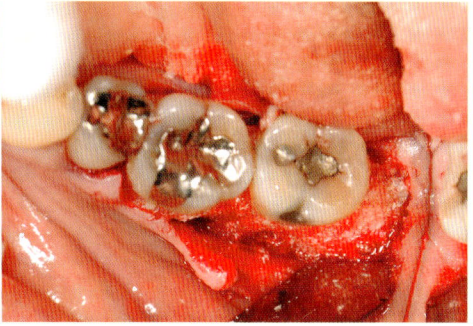

EMD と骨補填材（DFDBA）による骨移植を行う

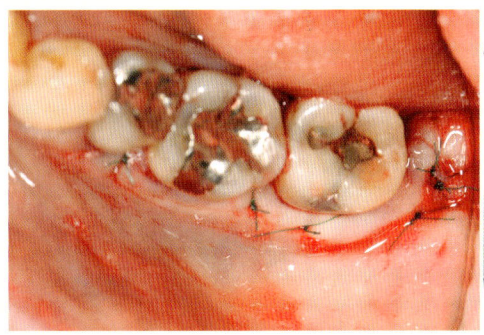

縫合後

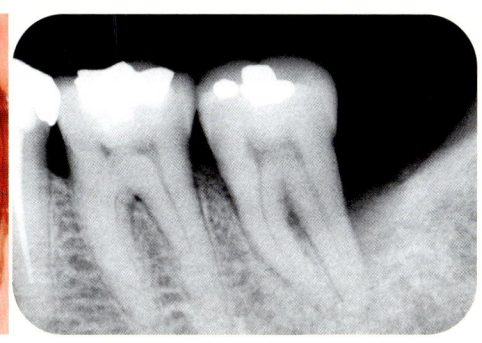

外科処置直後のデンタル X 線写真（DFDBA は X 線透過性）

【使用器具】
替刃メスハンドル円筒型（Hu-Friedy 10-130-05），No.12 のメス（Aesculap），
Orban 1/2（KLS Martin），Korner／Westermann（KLS Martin），Hirschfeld，
P20（Hu-Friedy），Micro Adson（KLS Martin）
Gracey curette 13/14（Hu-Friedy），Excess scaler（LM Instruments）
Castroviejo type 持針器（KLS Martin 20-606-18-07），縫合糸（GC ソフトレッチ C16N5G）
リトラクター（Columbia Hu-Friedy）

おもな問い合わせ先

- Kls Martin
  →茂久田商会

- Aesculap,
  Helmut Zept
  →FEED（歯科通販）

- Hu-Friedy
  →モリタ

- LM Instruments
  →白水貿易

　Step 1 では歯周外科の器具，手術環境を中心に解説し，Step 2 では，実際の歯周外科の手技，流れ，目的，種類について解説しました．

　歯周外科は多種多様ですが，適切な診査・診断に基づき，的確な歯周外科を行うこと，また，患者さんの状態にも配慮して無理のない治療計画を立案することが大切です．

　このような考え方のもとに基本的な手技の習得に励むことで，おのずから技術は向上し，治療結果として現れてくるものだと思っています．

Step3
歯周外科の実際

　ここでは歯周外科治療の実際の術式の詳細な解説を行います.

　歯周病治療も,時代の流れとともに対症療法から原因除去療法へ,そして歯周外科処置の関心も,切除療法から歯周組織再生療法,審美性を加味した歯周形成外科処置へと大きく変化しています.

　歯周外科治療には多くのオプションが存在します.しかし,古典的な術式であれ最新の術式であれ,すべての病態に通用するわけではありません.治療の目的を達成するためには,患者さんの希望も加味した歯周治療のゴール設定がまず重要です.そして,個々の病態を的確に診査し,それにあった治療法を選択する診断力,それを可能にする合理的な治療術式,具現化する技術力が必要です.

　最近ではマイクロスコープ(拡大鏡)をはじめ,新しい器具,機械,代用補填材,移植片なども開発・紹介されてきています.しかしまずは,基本的な術式を理解・習得し,少しずつ段階的にステップアップするほうが,結果的に近道だと思います.

　それぞれの詳細な術式について,動画で確認して,さらなるイメージアップと術式の理解に役立ててください.そうすることが,「患者さんの体に優しい手術」への第1歩であると確信しています.

Step 3

1章 切除療法と組織付着療法
動画で確認……歯周外科の基本術式

■ 術式の選択は？

　ここでは切除療法と組織付着療法について解説します．この2つは歯周外科処置の主流をなす術式です．

　どちらの方法も，目的は同じ病的組織の除去ですが，弁の扱い，治癒の考え方に大きな違いがあります．

　患者さんとの話し合いもふまえ，メインテナンスも含めた治療計画のなかで総合的に診断して，どの術式を選択するかを判断することが重要です．

　しかし，いずれを選択したとしても，健康な天然歯であった以前の状態には回復できず，「組織の修復」として治癒します．

　審美性に富み，炎症がなく，健康な歯周ポケットにできるといったすべてに満足できる歯周外科の術式は存在しないというのが現状です．したがって，メリット・デメリット，術者の技量も考慮して，無理のない治療法を選択します．

■ 切除療法

　切除療法としては，歯肉弁根尖側移動術，骨切除術，骨整形術，歯肉切除術などが知られています．

1. 歯肉弁根尖側移動術

　歯肉弁を剝離して根尖側に移動することが基本で，付着歯肉の幅を維持・増大させ，生物学的幅径を獲得することができます（**図1**）．

　切開線は，弁を根尖に位置づけるために，縦切開を入れるフルフラップを用いることが一般的です．

　この「切除」を応用して，補綴前処置として歯冠長延長を行う場合もあります．

●歯肉弁根尖側移動術（全層弁）

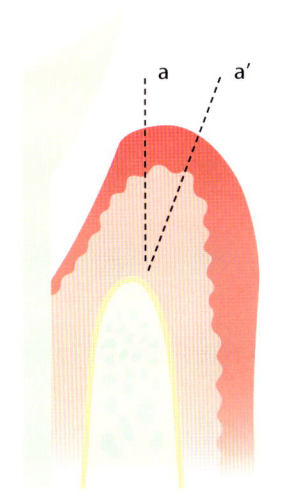

図1-1 切除する量によって内斜切開の方向をa↔a'に変えることができる

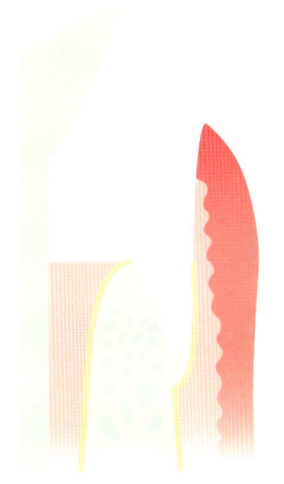

図1-2 歯肉弁は骨から完全に剥離する

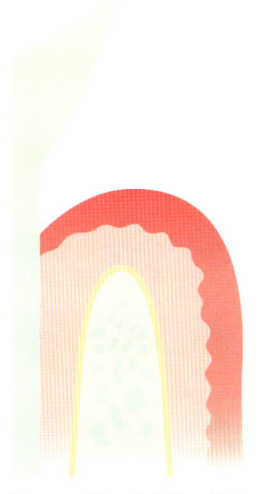

図1-3 浅い歯肉溝で治癒する

全層弁＋部分層弁

図2 骨に対する処置などを行う場合には、歯頸部周囲は全層弁、残りを部分層弁とする場合がある

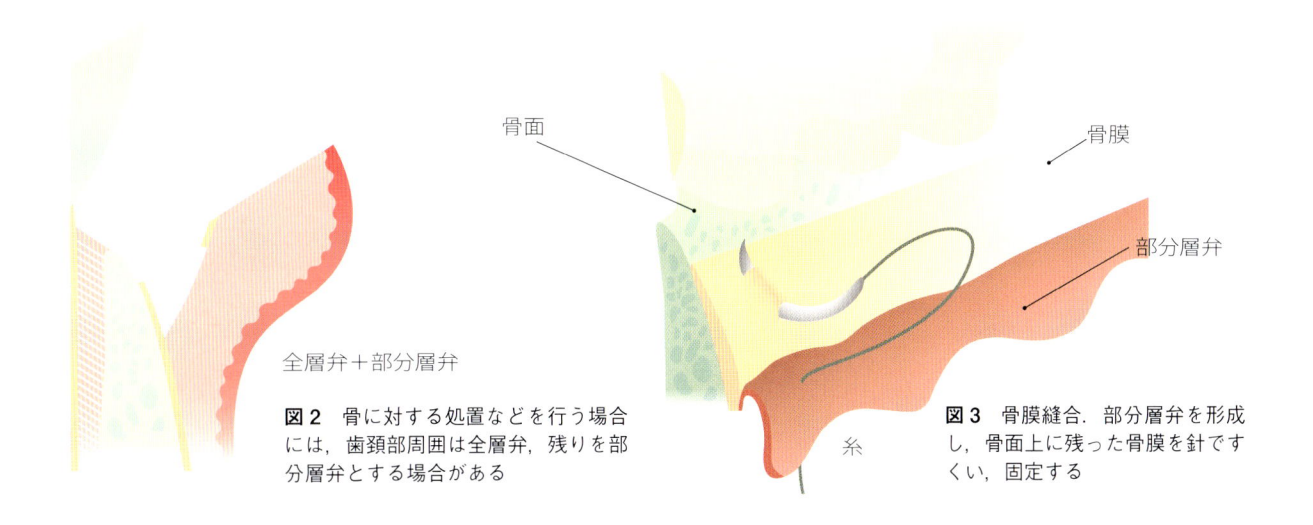

骨面　骨膜　部分層弁　糸

図3 骨膜縫合．部分層弁を形成し、骨面上に残った骨膜を針ですくい、固定する

　剥離する弁は全層弁、部分層弁、双方のコンビネーションの3とおりの場合があります．
　どの方法を選択するかは、移動した弁の固定に骨膜縫合を利用するか否か、骨外科を行うか否か、手術の目的などによって異なります．
　今回は、全層弁と部分層弁のコンビネーションで行った症例を提示します（**図2, 3, 図4/Case 1**）．

2. 骨切除・骨整形術

　骨欠損部に対して骨の形態修正を行うことで、治癒後の歯周組織のメインテナンスを容易にします．支持歯槽骨を削除しないで骨形態を整えるものを骨整形といい、支持歯槽骨を削除する場合を骨切除といいます．根尖側移動術やフラップ手術などの手術に併用して行います．

■Case1　切除療法/歯肉弁根尖側移動術

●術前の状態

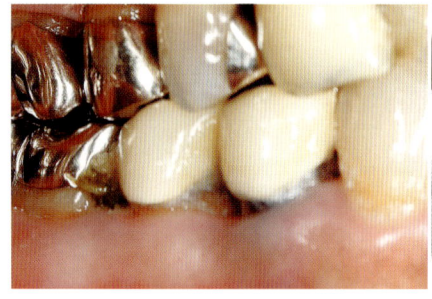

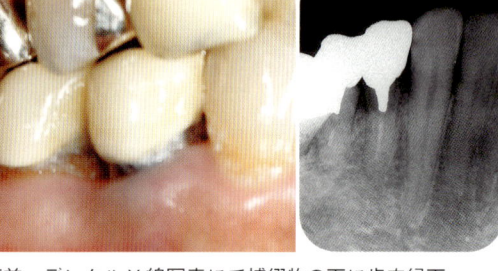

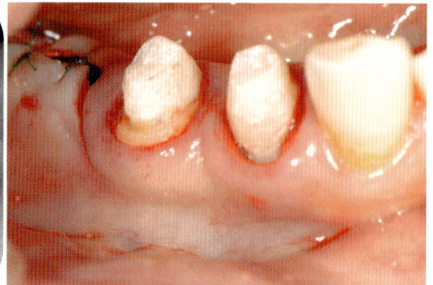

図 4-1, 2 術前．デンタル X 線写真にて補綴物の下に歯肉縁下齲蝕を認める．食物残渣も見られる

図 4-3, 4 補綴前処置として根尖側移動術を行い，生物学的幅径の獲得を目指す

Step1　ライニング

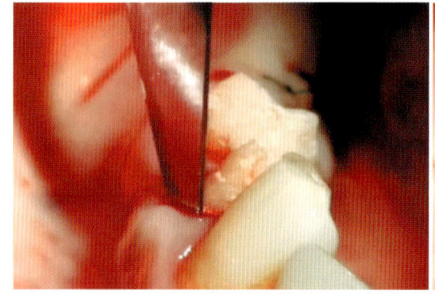

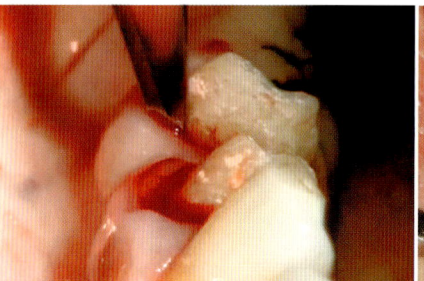

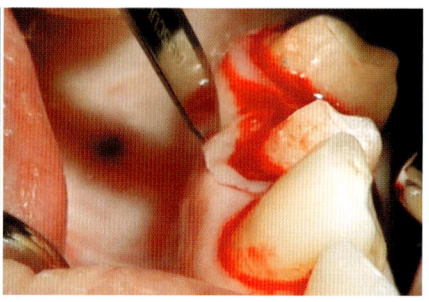

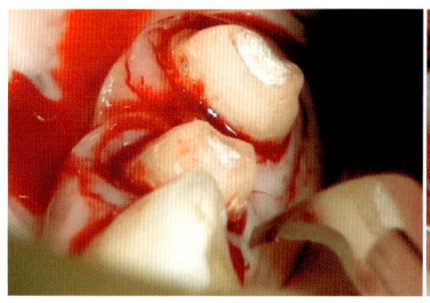

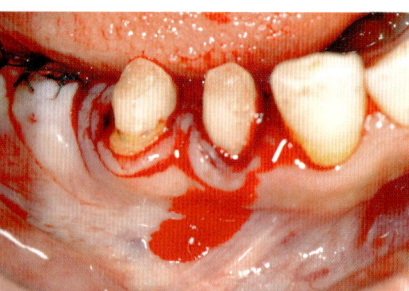

図 4-5, 6 ライニング．歯肉溝内切開．No. 11 のメスで慎重に行う

図 4-7 ライニング．歯肉辺縁切開．No. 15 のメスで概形線を入れる

図 4-8 舌側には No. 12 を用いる

図 4-9 ライニングが終了した状態．切開線を確認する

Step2　ディープニング

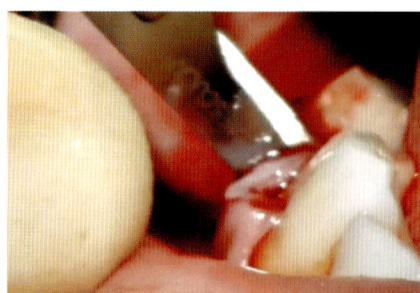

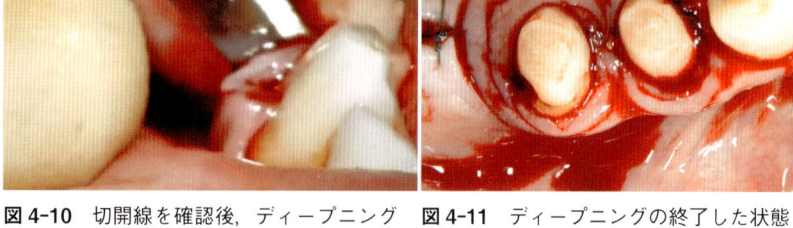

図 4-10 切開線を確認後，ディープニングを行う．骨膜を意識して深くメスを入れる

図 4-11 ディープニングの終了した状態

1章 切除療法と組織付着療法

Step3　歯冠周囲歯肉の除去

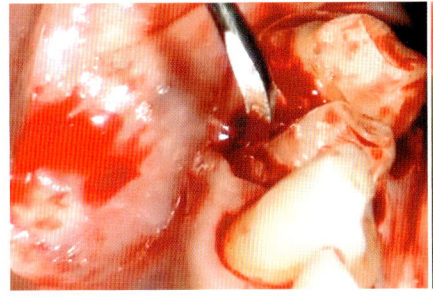

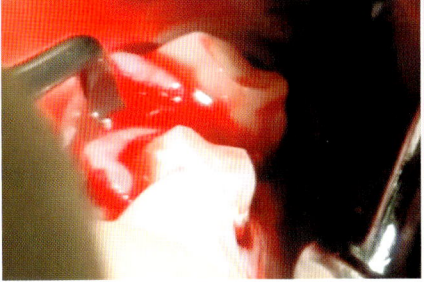

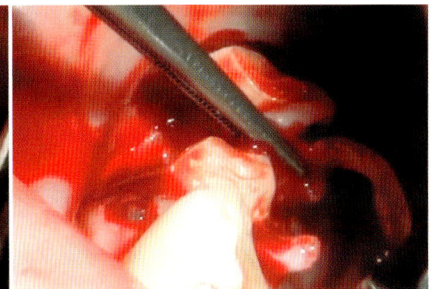

図 4-12, 13　歯冠周囲の歯肉をスケーラー，キュレットにて除去する

図 4-14　歯肉はなるべく一塊として除去するほうが効率がよい．全層弁にて骨面をある程度明示しておく

Step4　縦切開・部分層弁の作成

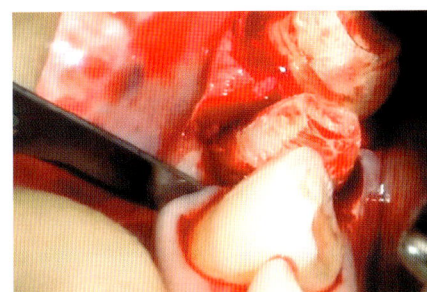

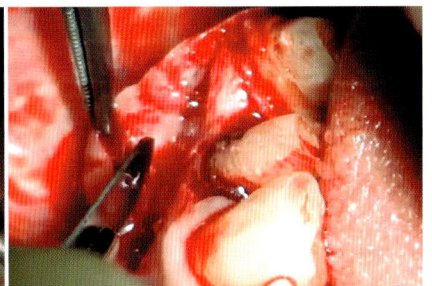

図 4-15　縦切開を入れる．切開線はフルフラップタイプとした
図 4-16　部分層弁にて剥離する

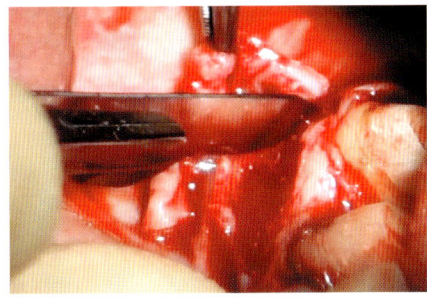

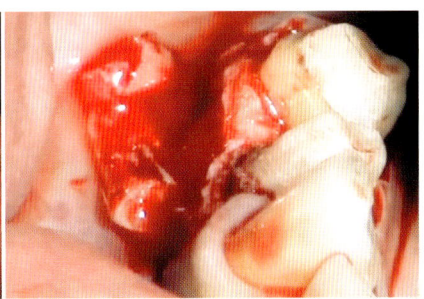

図 4-17, 18　剥離する弁はティッシュプライヤーにて保持し，穿孔しないように慎重に弁を形成する．全層弁に比べて出血が多いことに注目

Step5　不良肉芽の除去・掻爬

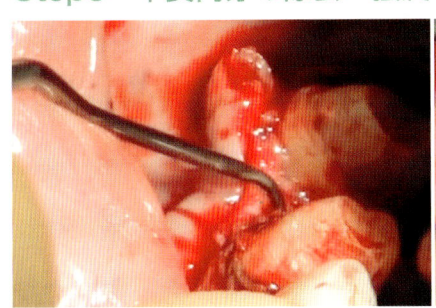

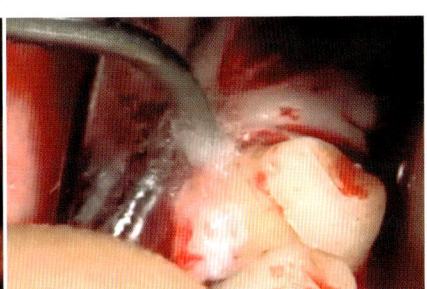

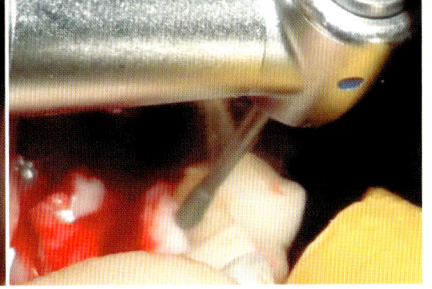

図 4-19〜21　歯頸部不良肉芽の除去および軟組織の掻爬には，キュレット，エアスケーラー，サージカルバーなどを用いる．若干の骨整形も行う

■Case1　切除療法/歯肉弁根尖側移動術（つづき）

Step6　郭清

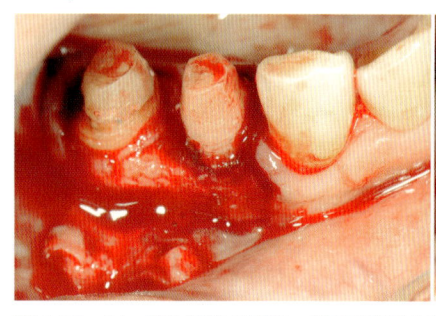

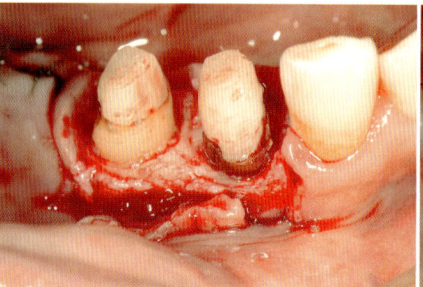

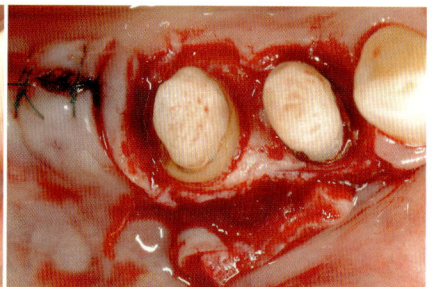

図 4-22〜24　病的組織の郭清，根面の清掃を行う．骨面と歯頸部の移行部がきれいに明示できるまで行う

Step7　縫合と歯周パック

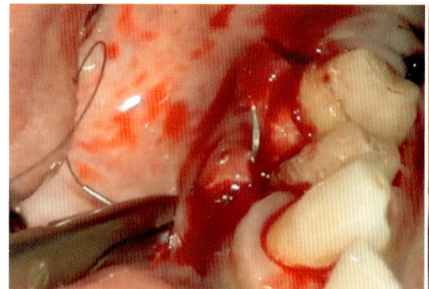

図 4-25　骨膜縫合を行い，粘膜弁を根尖に位置づける．唇側根尖より針を通す

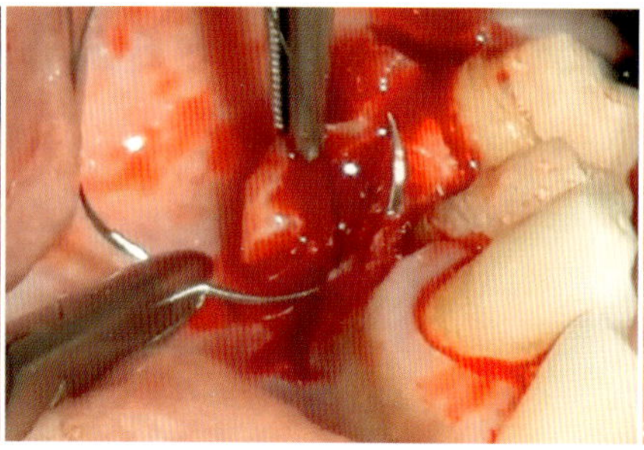

図 4-26　骨面上に残った骨膜を針ですくう

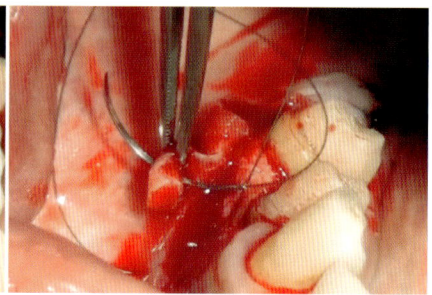

図 4-27　唇側粘膜弁に針を出す

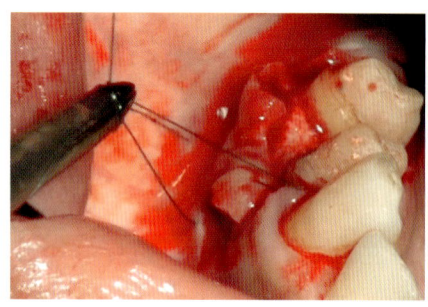

図 4-28　舌側の弁をひろって唇側で縫合する

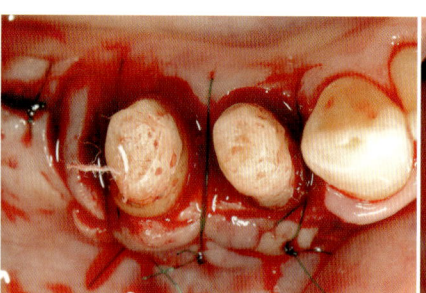

図 4-29　粘膜弁を根尖側に縫合固定していく

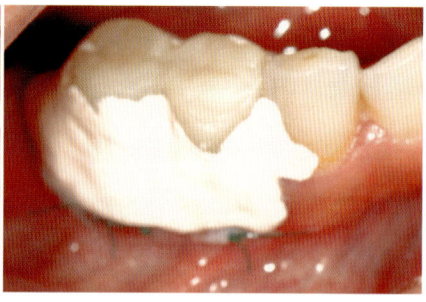

図 4-30　テンポラリークラウンの仮着後，歯周パックにて根尖に弁に位置づける（図は術後2日目の状態）

●術後経過

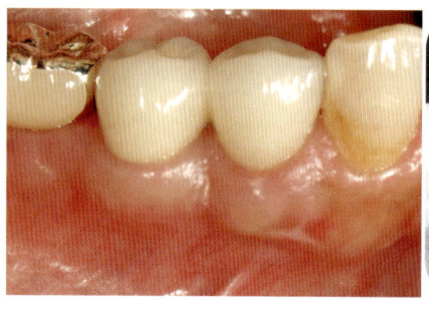

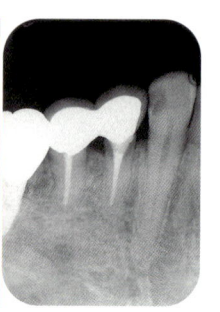

図 4-31，32　治療後2年経過時．大臼歯部はインプラント治療となったが，5 4| は付着歯肉も維持され，補綴物の歯周環境を再構築できた

表1 切除療法の問題点
● 根面露出
● 根面齲蝕
● 知覚過敏
● 歯肉退縮
● 審美障害

3. 歯肉切除術

歯周ポケットを除去，減少させるため，外斜切開にて不良な歯肉を切除します．術式は簡単ですが，創面が開放創となり，治癒が遅く，術後疼痛，出血，付着の減少，歯肉退縮などの障害が出ることが多く，適応症はかぎられます．

4. 切除療法の長所・短所

切除療法は悪いところをすべて除去してしまうため，歯周組織に対する侵襲度は高く，術前に比べて術後の歯肉形態，歯の露出状態が大きく変化します．

しかし，確実なデブライドメントが可能で，メインテナンスしやすい環境を構築することができます．

切除療法は歯肉退縮を伴う治癒となることが前提です．それによって天然歯に処置を行った場合，根面齲蝕や知覚過敏が起こる可能性があります（**表1**）．

組織付着療法

1. フラップ手術（オープンフラップキュレッタージ）

ウィドマン改良フラップ術（MWF）と同じく，歯肉弁を剥離して，根面の細菌，バイオフィルム，歯石，病的セメント質，不良肉芽を除去します．MWFに比べて，切開，剥離，縫合法に自由度があることが特徴です．

切開の際に内斜切開の幅を大きくとると，切除療法的な意味合いも強くなります．

フラップ手術は通常，組織付着療法に分類されます．実際の臨床ではMWFよりもこの術式を用いることが多いようです．

歯肉退縮を防ぎ歯根面のアクセスを得るために歯肉溝内切開を行い，剥離は全層弁，部分層弁双方を行う場合もあります（**図5/Case 2，図6**）．

2. ウィドマン改良フラップ術（MWF）

確実な歯周ポケット上皮の除去と歯根面のアクセスを得るために，一次切開を歯肉より骨頂に向かって入れ，順次三次切開まで入れて歯冠周囲組織，不良肉芽を除去します．全層弁で骨頂より2〜3mm剥離しますが，その範囲は歯肉歯槽粘膜境（MGJ）を超えません．エンベロップフラップを基本とします（**図7**）．

通常は骨切除，骨整形は行いません．歯肉弁はできるだけ復位を目指して単純縫合を行います．術後は若干の歯肉退縮が見られる場合もあります．

3. 組織付着療法の長所・短所

組織付着療法では，基本的に積極的な骨切除，骨整形術は行いません．骨も軟組織も極力保存し，根面および歯周ポケット内部に蓄積した細菌および細菌由来の汚染物質を取り除き，歯肉弁を縫合します．

長い接合上皮で治癒するために，歯周ポケットの再発の可能性があります．

しかし，歯肉はほとんど元の位置で治癒するため，審美性を重視する場合などには有利です．

■Case2　組織付着療法/フラップ手術（オープンフラップキュレッタージ）

●術前の状態

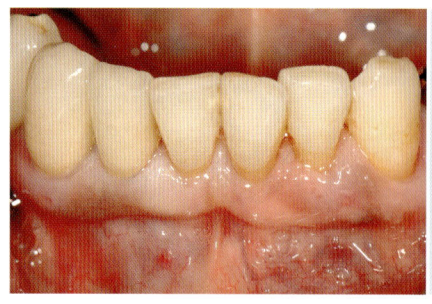

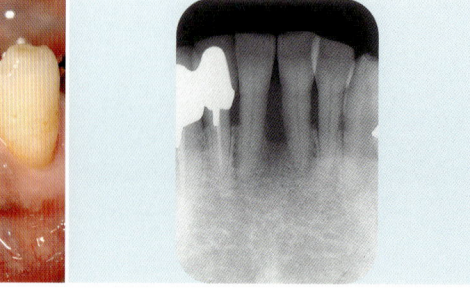

図5-1　術前の口腔内写真
図5-2　術前のデンタルX線写真

動画13

Step1　ライニング・ディープニング

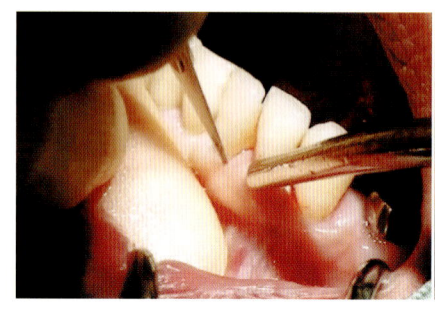

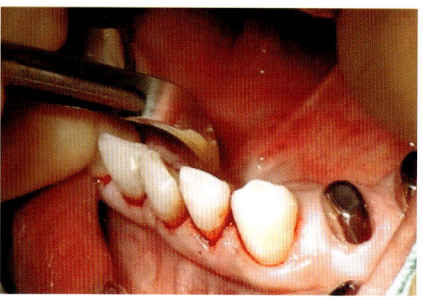

図5-3　歯肉溝内切開．No.11のメスを使用し，刃先に意識を集中して唇側のライニングを行う
図5-4　舌側にはNo.12のメスを用いる

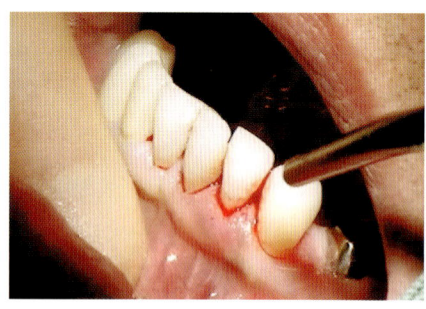

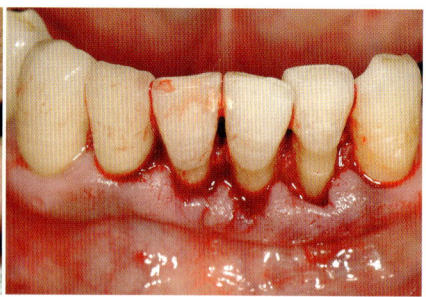

図5-5　ライニングの終了した状態
図5-6　ディープニングを行う．切開線はエンベロップフラップとした

Step2　全層弁での剥離

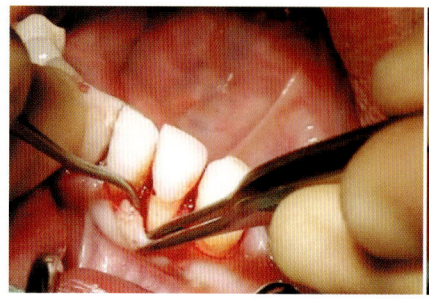

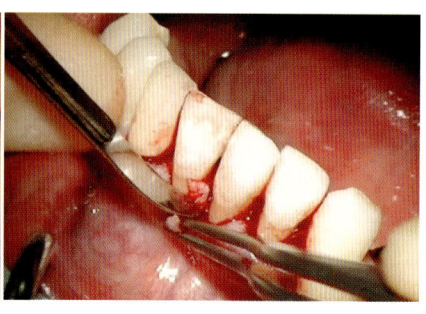

図5-7　全層弁を作成．剥離子を用いて弁を剥離する
図5-8　骨膜が完全に離断されていない場合，再度メスにて切離する

Step3 不良肉芽の除去・郭清

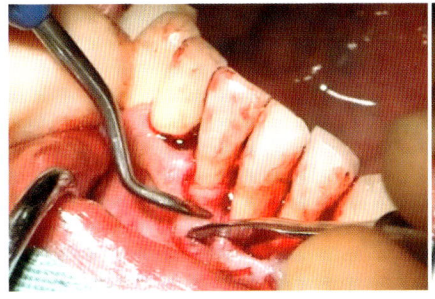

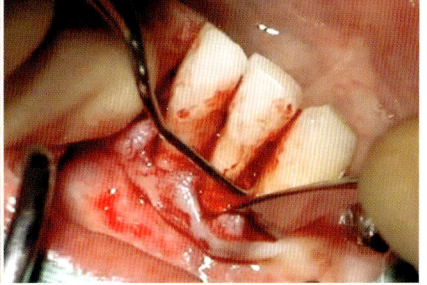

図 5-9 スケーラーにて不良肉芽を除去する
図 5-10 キュレットで根面の清掃を行う

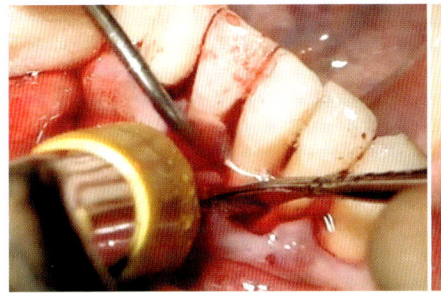

図 5-11 超音波スケーラーにより根面を清掃
図 5-12 根面と歯槽骨の移行部が明示できるまで郭清 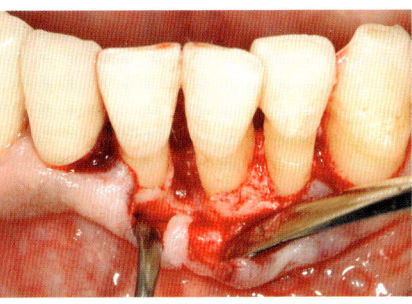
図 5-13 生理食塩水で洗浄 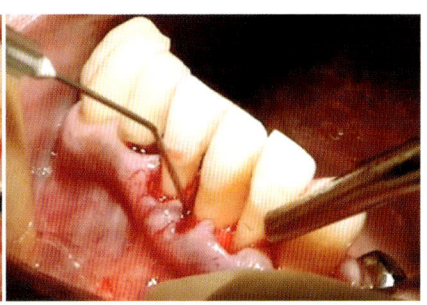

Step4 縫合

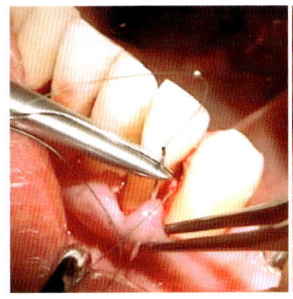

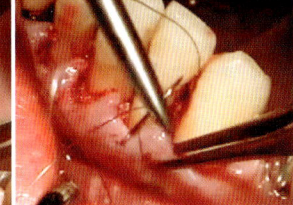

図 5-14〜16 弁に対し復位縫合，単純縫合を順番に行う
図 5-17 縫合終了時 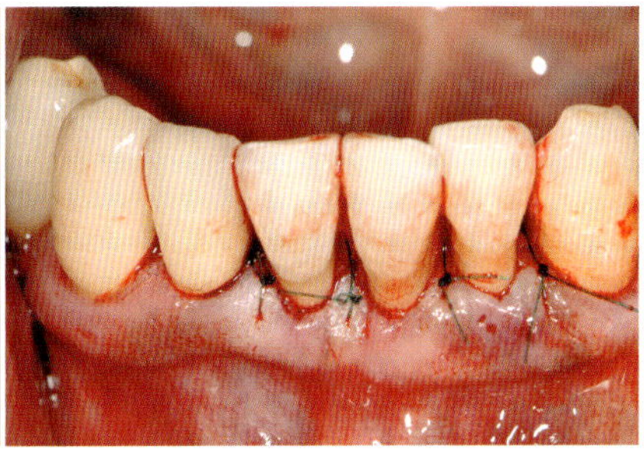

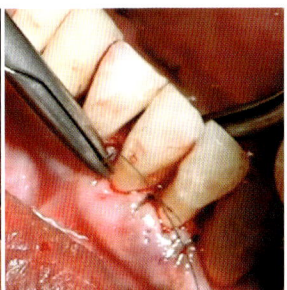

● 術後経過

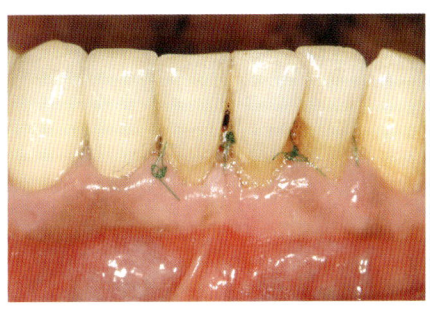

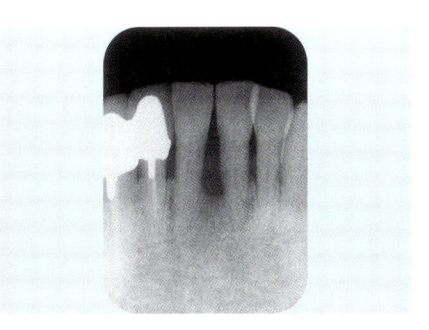

図 5-18 術後 1 週間経過時に抜糸
図 5-19 術後 9ヵ月経過時

図6 全層弁の形成

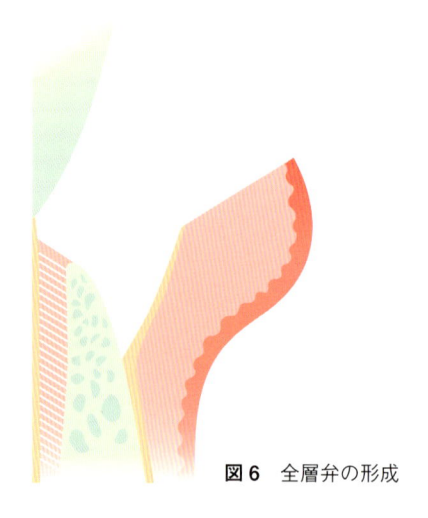

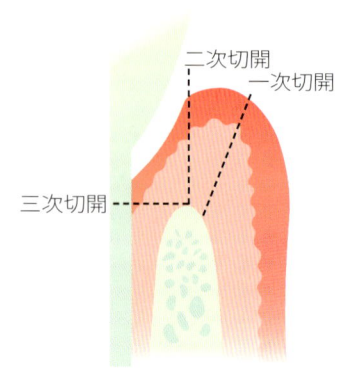

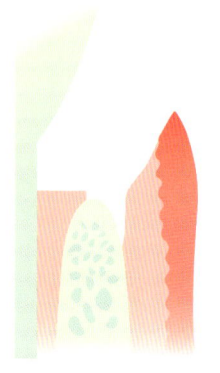

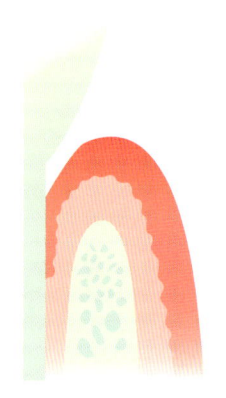

図7 ウィドマン改良フラップ術（MWF）
一〜三次切開を入れて，上皮と肉芽を除去する．長い接合上皮で治癒する

2つの外科処置の比較

　歯周外科の目的は，**表2**に示すように7つに分けられます．
　切除療法，組織付着療法はともに①，③，⑥を目的としています．それに加えて切除療法には②，⑤の目的も加味されることが多いようです．いずれにしても，原因の除去という点は2つの療法で共通しています．
　切除療法では，悪いところはすべて切り取り，そこで組織を再構築していきます．しかし，歯の位置は変わりません．そのため，歯肉退縮，歯根露出，根面齲蝕，知覚過敏，支持組織の減少，歯根破折，審美障害といった問題点が残ります．
　一方，組織付着療法は，骨や軟組織を温存しながらデブライドメントを行います．そしてできるだけ弁を同じ位置に戻して縫合します．その結果，長い上皮付着で治癒します（**表3**）．
　見た目には術後の歯肉のレベルは大きくは変化しないので，審美障害が生じやすい部位や歯肉を必要以上に下げたくない場合には有利です．しかし，長い接合上皮での付着は，いわば上皮が根面に張り付いた状態での治癒なので，付着の喪失が起こりやすく，歯肉の位置が変動しやすい傾向にあるので，きめ細かいメインテナンスが必要になります．

表2　歯周外科の目的

① 根面への器具の到達性をよくする
② 歯周ポケットの減少および除去
③ プラークコントロールを行いやすい口腔環境，清掃しやすい歯肉・歯槽骨を作る
④ 歯周組織の再生
⑤ 歯肉-歯槽粘膜の改善
⑥ 補綴前の歯周環境の構築
⑦ 審美性の改善

表3　切除療法と組織付着療法の比較

	切除療法	組織付着療法
歯肉弁	全層弁，部分層弁	全層弁
骨削除	骨外科	温存
弁の位置	根尖側移動	復位縫合
治癒形態	浅い健康歯肉溝	長い上皮付着
術式	やや困難	容易
術後の利点・問題点	歯肉退縮 根面露出 知覚過敏 審美障害	歯周ポケット再発の可能性 審美的には有利 歯頸線が保存できる

おもな問い合わせ先

- KLS Martin
  →茂久田商会
- Hu-Friedy
  →モリタ
- Aesculap,
  Helmut Zepf
  →FEED（歯科通販）
- LM Instruments
  →白水貿易

【使用器具】
Micro Adson（KLS Martin），Westermann（KLS Martin）
円筒形の替刃メスハンドル（Hu-Friedy 10-130-05），No.11，12，15のメス（Aesculap）
Excess scaler（LM Instruments），Gracey curette5/6，13/14（Hu-Friedy）
Hirschfeld P20（Hu-Friedy），Castroviejo type持針器（KLS Martin 20-606-18）
縫合糸（GCソフトレッチ C16N5G），剪刀（Helmut Zepf 46 801 11）
リトラクター（Hu-Friedy Columbia）

切除療法，組織付着療法は，

① 歯肉切開
② 弁の剥離
③ 翻　転
④ 病的組織の郭清
⑤ 根面の清掃
⑥ 縫　合

が基本術式になります．

　しかし実際の臨床では，個々の歯周組織の性状，病変の進行状況，解剖学的な部位特異性，患者さんの理解度などにより，術式は公式どおりにはいかない場合もあります．

　歯周外科処置は，歯周治療の目的達成のための治療法の延長上にあります．術式に治療法を当てはめるのではなく，臨機応変に対応する診断力が問われます．まずは基本的な術式を確実にマスターすることから始めてください．

Step 3

2章 歯周組織再生療法
チャレンジしよう……再生療法

■ 骨移植

　1章では、切除療法と組織付着療法の術式について解説しました。いずれにしてもこうした治療法では、治癒後も本来の歯周組織の状態に復元できるわけではありません。健康な歯周組織本来の状態に少しでも近づけ、組織を再生できることが歯周治療の理想です。2章では、歯周組織再生療法（再生療法）について解説します。
　再生療法の代表的なものとして骨移植、歯周組織再生誘導（guided tissue regeneration：GTR）法、エナメルマトリックスタンパク質を応用した方法（enamel matrix derivative：EMD）などがあります。

　骨移植は再生療法としては一番歴史が古く、種々の移植材が用いられ、現在も再生療法の有効なオプションの一つです。治癒形式の組織学的な評価も行われ、有効性が高いともいわれています。
　しかし、骨移植単独の場合、移植骨と根面の間に接合上皮の侵入を認めるとの報告もあります。また、治療結果が欠損の形態や患者サイドの要因、補填材の種類、術者のテクニックに左右されるという意見もあります。最近では、GTR法、EMDを応用した方法などに骨移植を併用して、血餅の保持が困難な場合の足場の確保として用いられ、良好な結果を得ています。
　骨移植材には**表4**に示す4種類がありますが、**骨誘導能**、**骨増殖能**、**骨伝導能**の3つの能力が備っていることが理想です。骨誘導能は骨を作る細胞を集めてきて骨を作らせる能力、骨増殖能は自家骨特有の能力で継続的に骨増殖を行う能力、骨伝導能は骨再生のための足場を提供する能力です。3つの能力をすべて備えているのは自家骨だけです。
　4種類の補填材はすべて骨伝導能をもち、再生の足場を提供できますが、骨誘導能をもっているのは他家骨と自家骨です。ただし、その基質の中の成長因子の条件によっても異なるため、一概にどの補填材が効果的かという優劣をつけるのは難しいようです。

2章 歯周組織再生療法

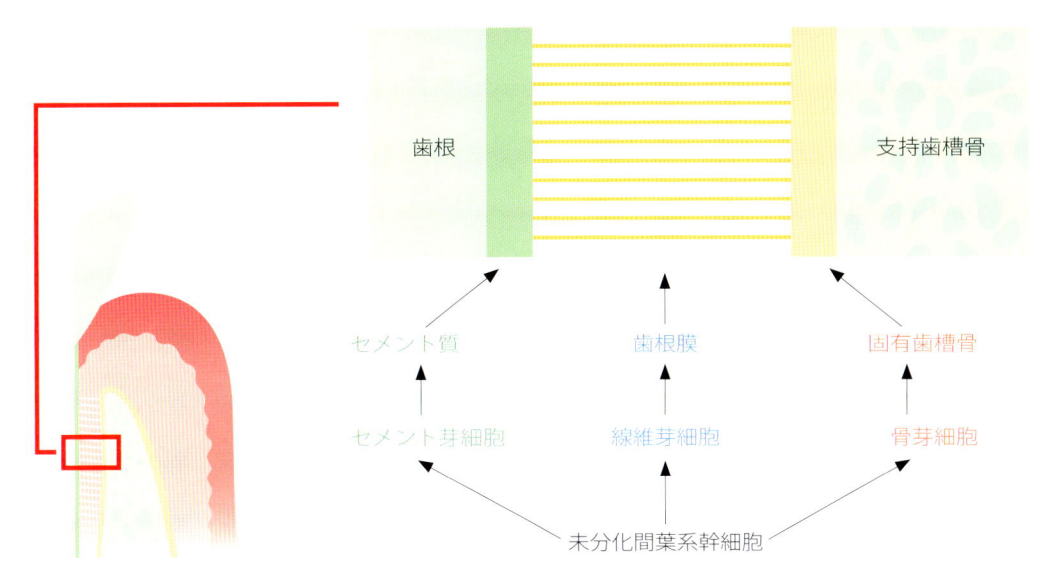

図8 歯周組織の再生のイメージ
　未分化間葉系幹細胞が，セメント芽細胞，骨芽細胞，線維芽細胞などに分化し，ひいては歯周組織の再生を誘導する

表4　骨移植材の種類
❶　自家骨（auto graft/自分の骨）
❷　他家骨（allo graft/他人の骨）：DFDBA，FDBA など
❸　異種骨（xeno graft/他の動物の骨）：Bio-oss, Pep-gen, Osteo-gen など
❹　人工骨（allo plast/人工的な合成・加工材料）：HA, β-TCP など

再生と修復

　修復とは創傷部がその部分の構造や機能を完全に回復することなく治癒すること，**再生**とは失われた組織が元の構造や機能で回復することです．歯周組織の再生では，付着器官（歯根膜，セメント質，固有歯槽骨）の再生と結合組織性の付着を目指します（**図8**）．

　発生学的にみると，歯根膜，セメント質，固有歯槽骨の3つの組織は歯小囊から分化した未分化間葉系幹細胞からできています．成人の歯根膜組織の中にも未分化間葉系幹細胞が存在し，それが，セメント芽細胞，骨芽細胞，線維芽細胞などに分化し，ひいては歯周組織の再生を誘導することが可能であるといわれています．

　また，組織再生には，細胞，増殖因子，足場の3要素が必要で，これらが適切な濃度で，適切な時間，作用し合うことではじめて組織の再生が行われます（**図9**）．

　再生は，足場として閉じた環境のほうが有利です．たとえば，インプラント治療における骨の再生療法では，創面の完全な閉鎖を行い，確固とした再生の足場を作れると，骨再生の予知性が向上します．

　しかし歯周病治療においては，上皮を貫通して歯が存在します．そのため，創面の完全な閉鎖は困難な場合が多く，それが歯周治療での再生療法を難しくしている一因です．

　再生療法によらない歯周組織の通常の治癒過程では，すみやかに上皮の根尖側方向への増殖，移動が生じ，長い接合上皮による治癒が起こります．これは，修復と呼ばれています（**図10**）．

GTR法

　付着器官と発生学的に由来が異なる上皮細胞は，組織の損傷が始まると速やかに炎症，感染を防ぐために組織の修復を行います．

　通常の治癒過程においては，そのスピードがあまりにも速いため，付着器官が組織再生するための場が失われてしまいます．そのため，骨を作るには，血餅を保持しながら上皮の侵入を排除する必要があるとういう考え方が以前からありました．

　たとえば，歯周外科縫合時に意図的に粘膜を離して縫合して血餅を貯めるPrichardの歯間離開法，上皮断端をメスなどで外科的に切り取ったり，フェノールなどの薬剤で上皮を繰り返し焼却するといった方法です．

　GTR法は，この概念の延長上にある治療法です．

　吸収性，非吸収性の隔離膜を用いて，治癒過程における上皮細胞の根尖側方向への移動を阻止あるいは排除します．それにより，組織再生に可能な歯根膜や骨からの細胞が優位になる場所を確保するという治療法です（**図11**）．

　2壁性，3壁性の骨欠損，Ⅰ～Ⅱ度の根分岐部病変，狭くて深い骨欠損の症例に適応した場合に予知性が高いといわれています．

　しかし，膜の設置を行う必要上，一度に多数歯についての再生療法を行うことは難しく，また膜の固定など，術者の技量に治療結果が大きく左右されます．

EMDを応用した方法

　Amelogeninを主成分としたEMDと，基材となるPGA（propylene glycol alginate）を混合したものが「エムドゲイン®」として商品化されています．

　EMDは豚の歯胚から抽出されます．ヘルトヴィッヒ上皮鞘から分泌される未分化間葉系幹細胞を刺激してセメント芽細胞への分化を促進します．そして，根面上に沈着したEMDは，セメント質，歯槽骨，歯根膜の再生を誘導すると考えられています．

　再生後は，結合組織性の付着を目指しています．いわば歯の発生時期における歯周組織の発生過程を模倣した治療法です．

　EMDは粘性の液体であるため，スペースメーキングという点では劣ります．

　臨床では，再生の場の確保が困難な場合が少なくありません．そのためEMD単独の治療では，狭く深い急な垂直性骨欠損がおもな適応になります．

　欠損の範囲が広範囲に及ぶ垂直性骨欠損，進行した根分岐部病変などの場合，骨や骨補填材を併用したり，ときには隔離膜も応用して適応症の拡大を図る場合が多くなってきています．

　また，EMDには，上皮の増殖を抑える働きがあることも実験レベルでは報告されています．

　ほかにも，GTR法に比べて，一度に多数歯の治療が可能である，隔離膜の除去の必要性がないといった利点があります．

2章 歯周組織再生療法

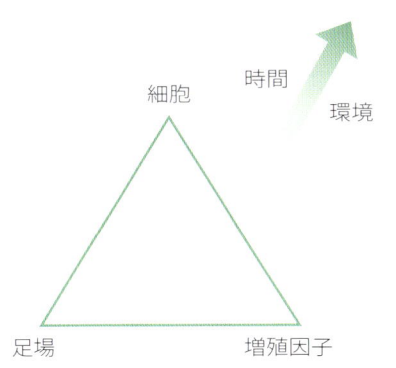

図9 組織の再生には，細胞，増殖因子，足場が必須である

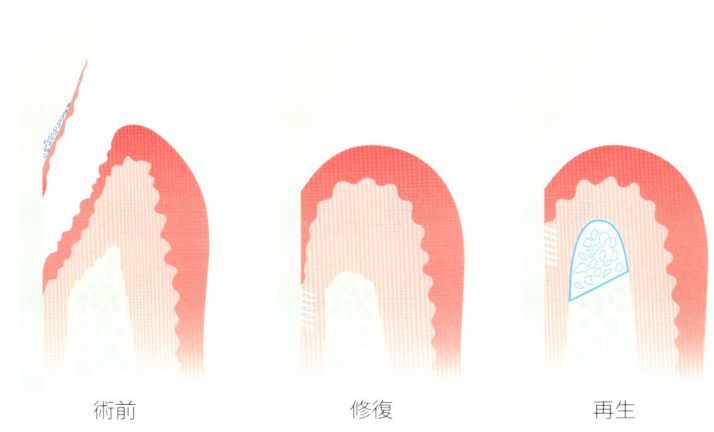

図10 歯周組織における再生と修復

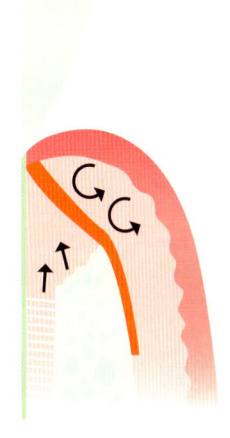

図11 GTR法
隔離膜により上皮や結合組織の侵入を防ぎ，歯根膜，骨からの細胞が再生できる場を確保する

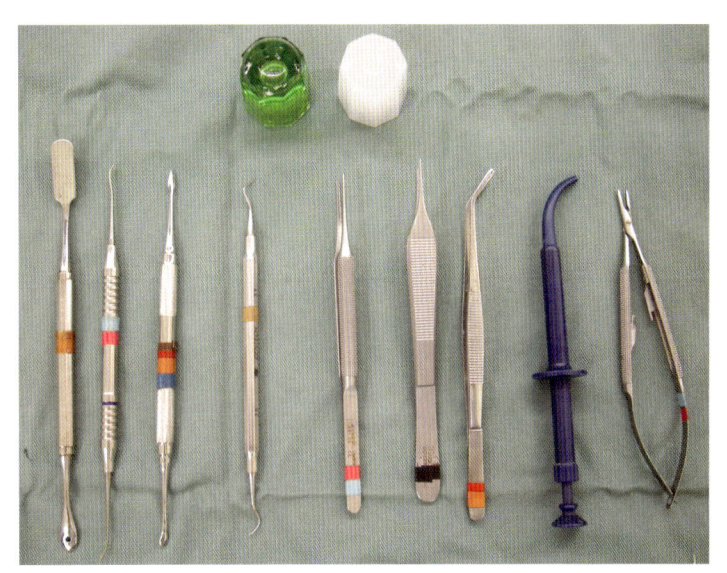

図12 当院の再生療法セット

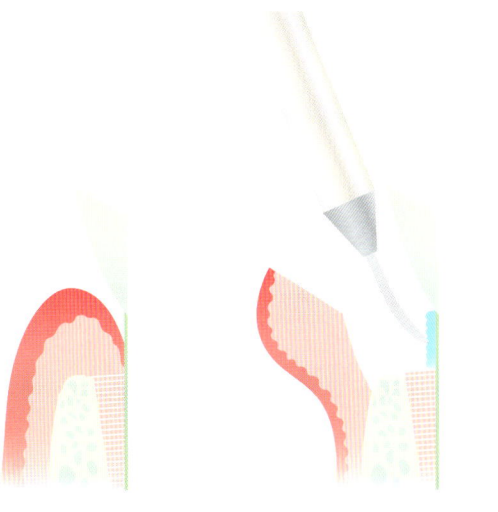

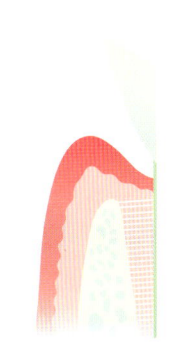

図13 EMDを応用した方法
根面にEMDを塗布して，セメント質，歯槽骨，歯根膜の再生を誘導する

81

EMDを応用した方法の術式

基本的な歯周外科セットに加えて，再生療法セットを準備します（**図12**）．

術前の骨欠損の診断は，1壁性〜3壁性といった骨壁の残存数による分類が一般的ですが，デンタルX線，プロービングなどでは明確にならない場合も多いのです．しかし，最近，CT画像によって術前の診断がより正確にできるようになってきました．

EMDを応用した方法では，できるだけ軟組織が温存できるような切開線を設定することが原則になります．そしてなるべく骨の裏打ちのある部分に切開線を設定します．

歯肉溝内切開で，全層弁の剝離を基本とします．組織の郭清は徹底して行い，根面から歯石，プラークなど沈着物をすべて除去します．その後に根面処理を行い水洗し，EMDを塗布します．必要なら骨の補塡を行い，縫合します（**図13**）．弁を確実に閉鎖し，粘膜骨膜弁の開創や壊死を防ぐため，マットレス縫合を併用することもあります．

本章では，補綴処置を前提とした歯に再生療法を行った症例，天然歯に再生療法を行った症例の2つのケースを解説します（**図14/Case 3，図15/Case 4**）．

再生療法は，創面の閉鎖，特に歯間乳頭部分の閉鎖が重要になります．そのため，歯間乳頭の壊死や損傷の予防を目的としたさまざまな切開線が紹介されています（**図14-21**）．そして，再生療法を行う歯を天然歯のままで用いるのか，もしくは最終的には補綴処置を行うのかを治療計画のなかで見極め，手術のタイミングを考える必要があります．

補綴処置が前提の場合，支台歯形成を行い，テンポラリークラウンを装着して，歯間乳頭の幅を十分に確保します．そうすることで，歯間乳頭全体を唇側あるいは舌側の粘膜骨膜に保存する，papilla preservation techniqueが行いやすくなります．一般的に，歯間部で2mm以上の近遠心幅が必要とされています．

歯間乳頭を唇側，舌側どちらの弁に保全するかは，歯間乳頭の幅，性状，骨欠損の状態を考慮に入れて決定します．天然歯の場合，歯間乳頭の幅が狭くて脆弱なことが多く，simplified papilla preservation techniqueを用います．これは再生療法の成功を導くための重要な考慮点になります．補綴処置を前提とした歯，天然歯のいずれの場合にも慎重な器具操作，ていねいな剝離，縫合手技が要求されることはいうまでもありません．

EMDを応用した方法の術式のポイントを**表5, 6**にあげました．長い治療期間のなかで手術の時期を適切に選択することは，好結果が期待できるだけでなく，効率的に治療を行うことにもなり，また，患者さんの負担も軽減されます．

再生療法は組織の温存を心がけるので，他の歯周外科に比べて，術後の疼痛，腫脹が少ないことが多いようです．術後1〜2週間は洗口が無難ですが，上皮化が進み治癒が確認できた部位から，軟性の歯ブラシでのブラッシングを開始してもよいでしょう．ただ，プロービングは術後半年は控えたほうがよいと考えています．再生療法を行ったからといって，骨レベルが完全な状態にまで回復することは困難です．そのため，術後に4〜5mmの歯周ポケットが残存することもあります．場合によっては再生療法後に切除療法を行うこともあります．メインテナンスにおいては付着のレベルの観察が重要となります．

現在は，生体が産生する増殖因子（サイトカイン）を応用した新しい治療法なども研究されています．近い将来，骨移植，GTR法，EMDを応用した方法にとってかわる新しい再生療法も紹介されることでしょう．

■Case3 補綴処置を前提とした歯への再生療法

●術前の状態

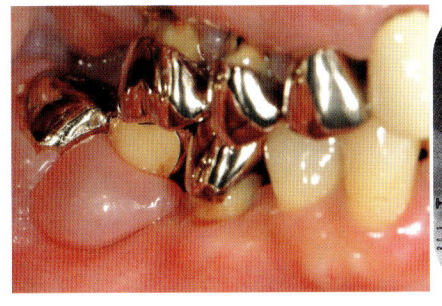

図14-1 歯周病は進行して，二次齲蝕，補綴物の不適合，咬合平面など，さまざまな問題があった

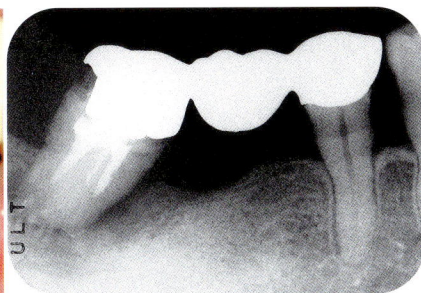

図14-2, 3 3̄近心に垂直性の骨欠損，4̄遠心，5̄周囲にも骨欠損を認める

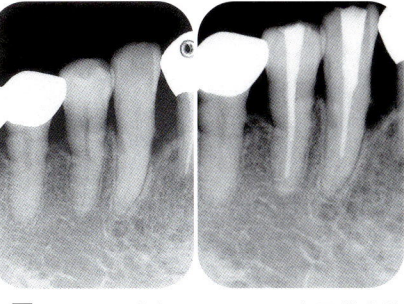

図14-4 歯周基本治療後の状態．補綴前処置として骨欠損の回復を目指し再生療法を行う

Step1 CTによる診断

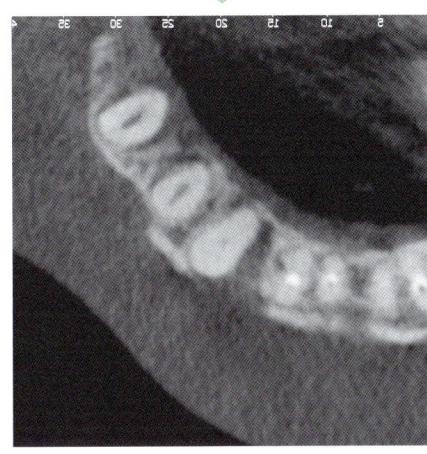

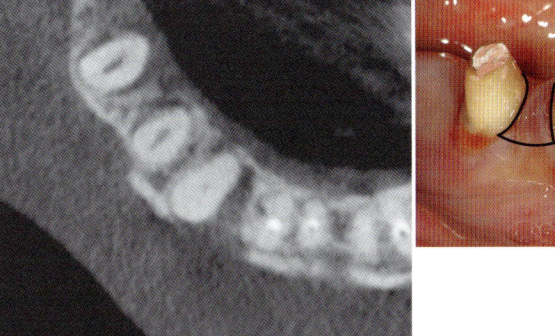

図14-5 CT画像診断（Axial像）にて骨欠損は3̄2̄間の唇側が顕著で，4̄3̄，5̄4̄間の舌側にも骨欠損が確認できた

図14-6 そのために歯間乳頭保存の切開線は，図14-21をもとに写真のように設定した

Step2 ライニング・ディープニング

図14-7 歯肉溝内切開．ライニング．No.11のメスで慎重に入れる

図14-8 ライニングが終了した状態．切開線の確認を行う

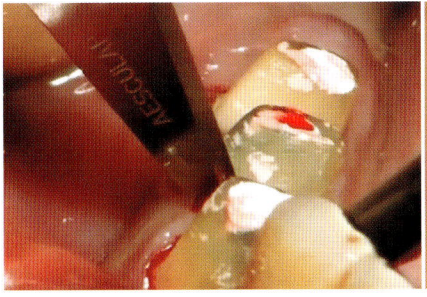

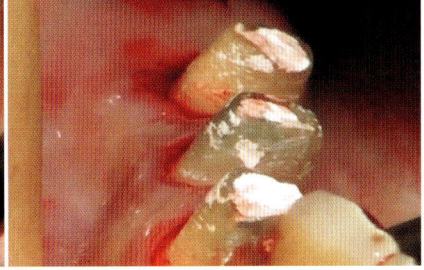

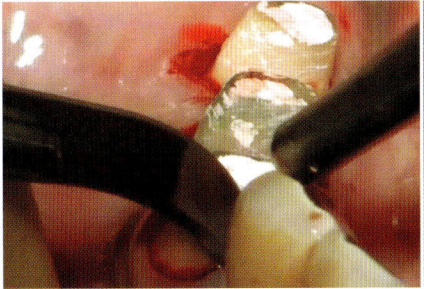

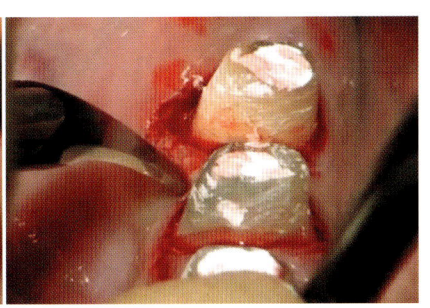

図14-9, 10 ディープニング．No11, 12のメスで歯肉靭帯を確実に切離する．フラップデザインはエンベロップフラップとした

83

■Case3　補綴処置を前提とした歯への再生療法（つづき）

Step3　歯間乳頭の剥離・掻爬

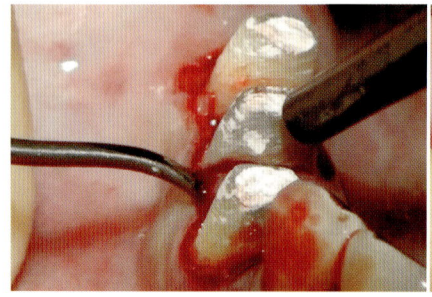

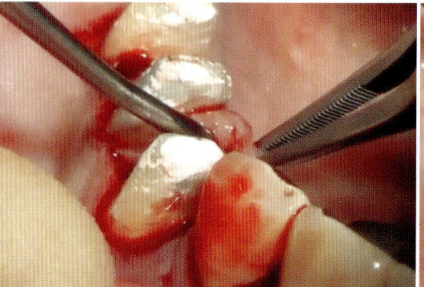

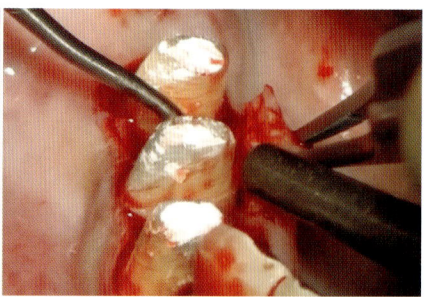

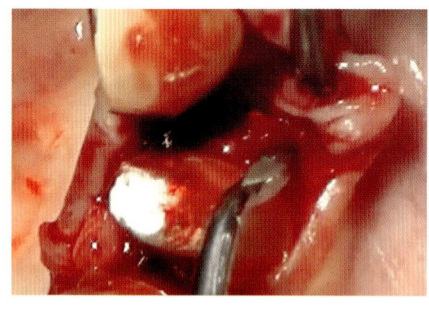

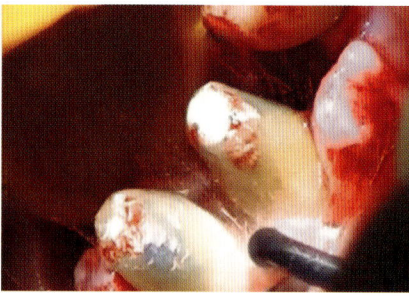

図14-11　歯間乳頭の歯肉弁を保存して慎重に剥離を始める
図14-12　4̄3̄間の歯間乳頭．唇側から舌側に向かって剥離を進める
図14-13　マイクロピンセットで慎重に弁を把持して剥離を行う
図14-14　3̄2̄間の歯間乳頭．舌側から唇側に向かって剥離を進める
図14-15　キュレット，エアスケーラーで歯頸部不良肉芽の除去，軟組織の掻爬を行う

Step4　郭清

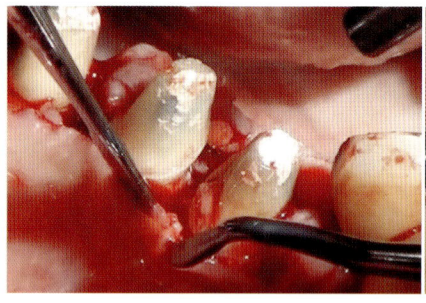

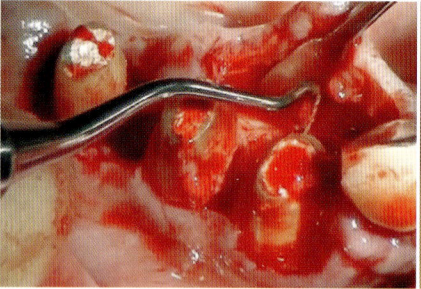

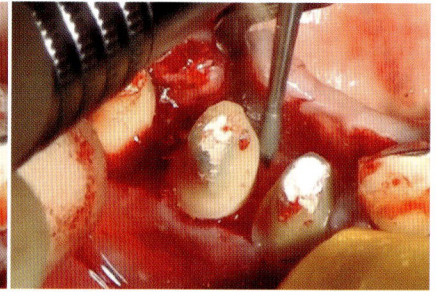

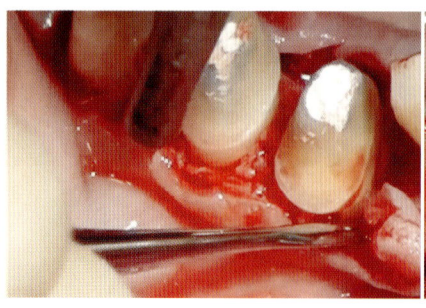

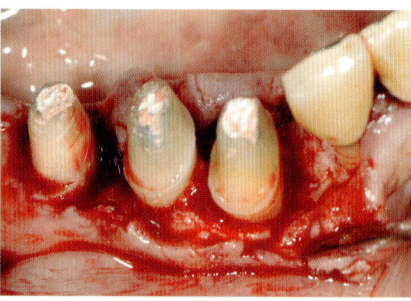

図14-16〜18　全層弁にて剥離・展開．病的組織の郭清，根面の清掃の様子．キュレット，スケーラー，エアスケーラー，サージカルバーなどを用いる

図14-19　骨面と歯頸部の移行部がきれいに明示できるまで徹底的に行う
図14-20　デブライドメントを終了した状態

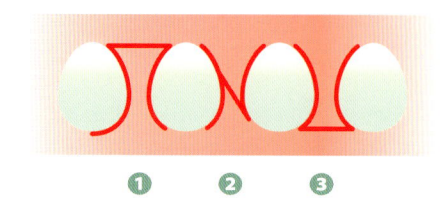

図14-21　歯間乳頭を保存するための切開線
❶　Papilla preservation technique
❷　Simplified papilla preservation technique
❸　Modified papilla preservation technique

2章 歯周組織再生療法

Step5　EMDの塗布

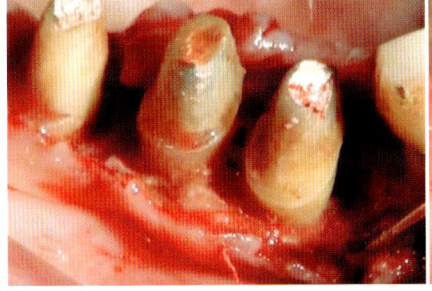

図14-22　根面処理（塩酸テトラサイクリン）

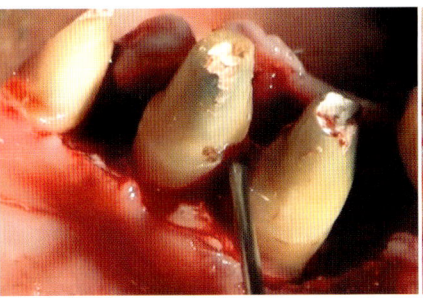

図14-23　EMDの塗布．出血を可及的にコントロールした状態で行う

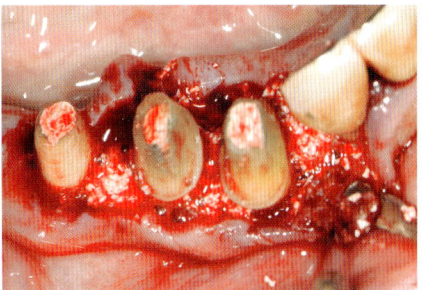

図14-24　欠損部に骨補填材を填入する

Step6　縫合

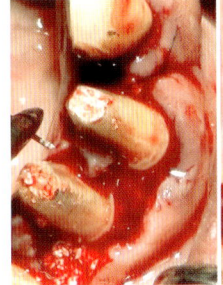

図14-25　歯間乳頭部は垂直マットレス縫合にて緊密に縫合する．舌側より針を通す

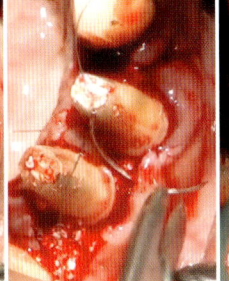

図14-26　唇側粘膜骨膜弁に針を出した状態

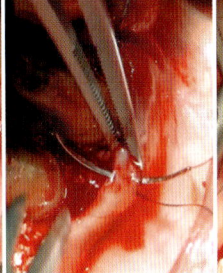

図14-27　唇側粘膜骨膜弁から針を舌側に再度戻す

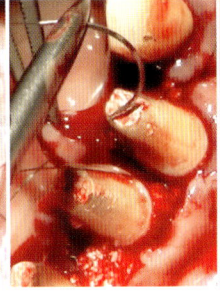

図14-28　舌側粘膜骨膜弁に骨膜側から針を通してのち，結紮

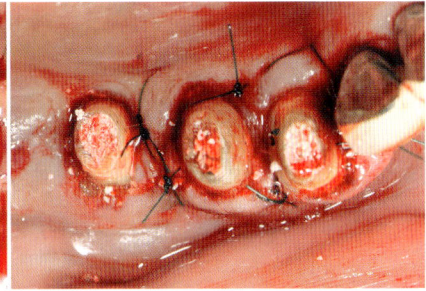

図14-29　単純縫合なども追加して，緊密に縫合する

● 術後経過

図14-30　術後8カ月経過時．CT画像（Axial像）．3|2間，および4|3，5|4デンタル間の骨欠損の再生が確認できる

図14-31　同デンタルX線写真

図14-32　口腔内所見でも治療状態は良好である

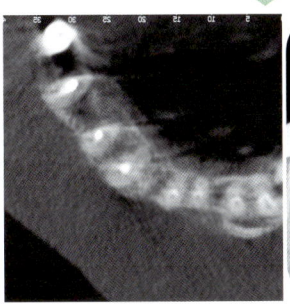

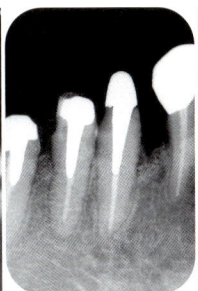

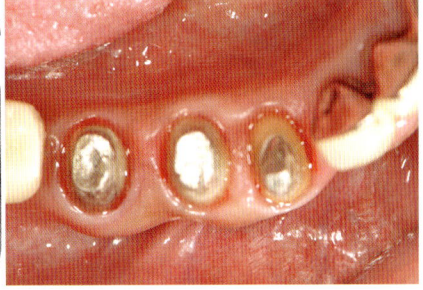

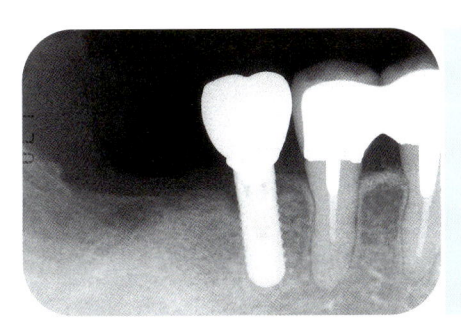

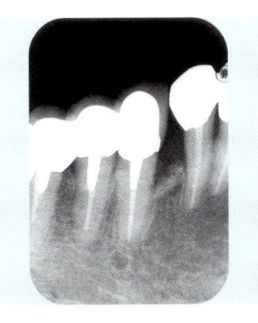

図14-33, 34　補綴終了時のデンタルX線写真

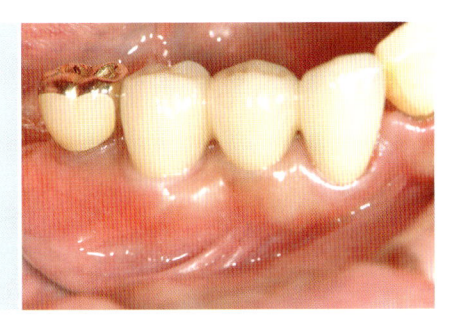

図14-35　再生療法施術後1年6カ月経過時．歯周環境の整備が整い，歯槽骨の状態も安定してきている

85

■Case4　天然歯への再生療法

●術前の状態

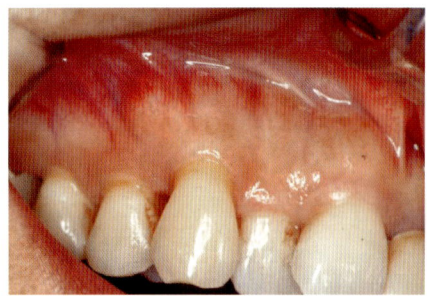

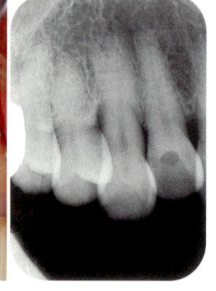

図15-1, 2　3̲|の近遠心に骨欠損を認める．歯間の幅が狭く歯間乳頭は脆弱である

Step1　ライニング

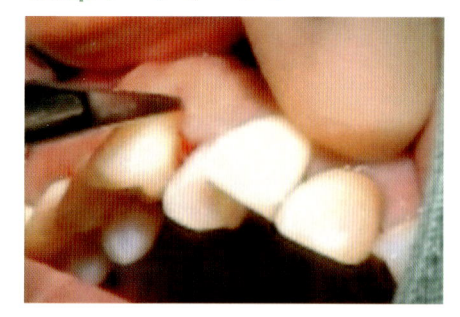

図15-3　歯肉溝内切開．No.11のメスの刃尖を意識して慎重に行う

Step2　全層弁剝離

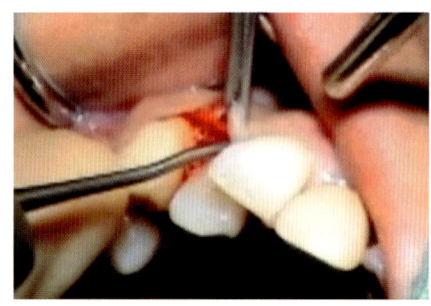

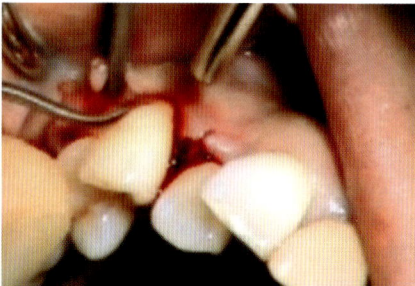

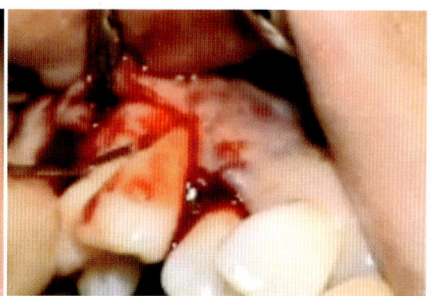

図15-4〜6　切開線はエンベロップフラップとした．全層弁を作成していく．マイクロ剝離子とマイクロピンセットを用いて慎重に弁を剝離する．歯間乳頭はsimplified papilla preservation techniqueを用いた

Step3　郭清

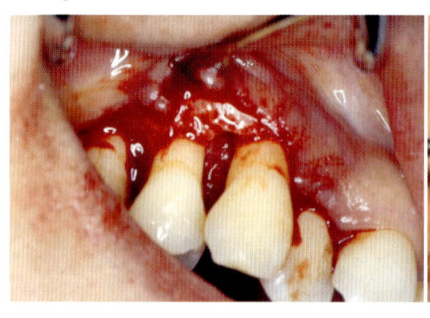

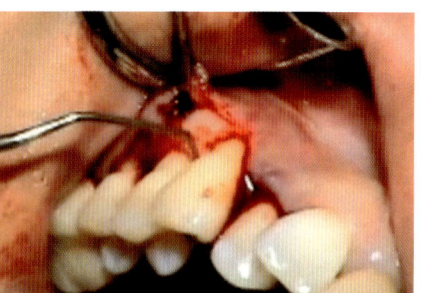

図15-7, 8　剝離・翻転後，病的組織の郭清，根面の清掃を行う．キュレット，スケーラー，エアスケーラー，サージカルバーなどを用いる．骨面と歯頸部の移行部がきれいに明示できるまで徹底的に行う

おもな問い合わせ先

- KLS Martin
  →茂久田商会
- Hu-Friedy
  →モリタ
- Aesculap,
  Helmut Zepf
  →FEED（歯科通販）
- LM Instruments
  →白水貿易

【使用器具】
Micro Adson (KLS Martin), Micro forceps (KLS Martin), Korner/Westermann (KLS Martin)
円筒形の替刃メスハンドル (Hu-Friedy 10-130-05), No.11, 12, 15のメス (Aesculap)
Excess scaler (LM Instruments), Gracey curette 11/12, 13/14 (Hu-Friedy)
PR3 Prichard (Hu-Friedy), Hirschfeld P20 (Hu-Friedy)
Castroviejo type 持針器 (KLS Martin 20-606-18)
縫合糸 (GCソフトレッチ C16N5G), 剪刀 (Helmut Zepf 46 801 11)
リトラクター (Hu-Friedy Columbia)

Step4　EMDの塗布

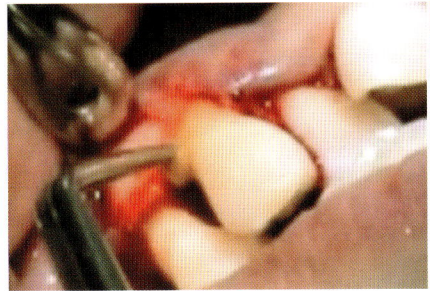

図15-9　根面の処理後，水洗
図15-10　EMDの塗布 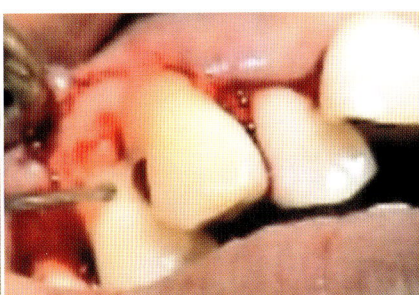
図15-11　骨移植 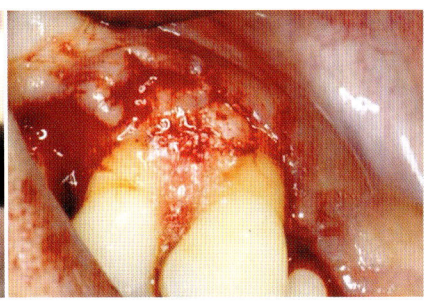

Step5　縫　合

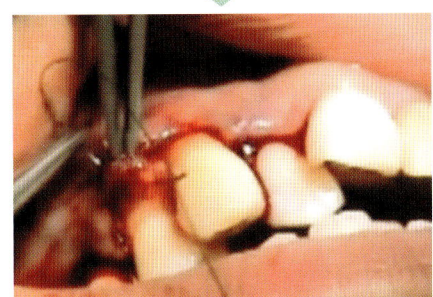

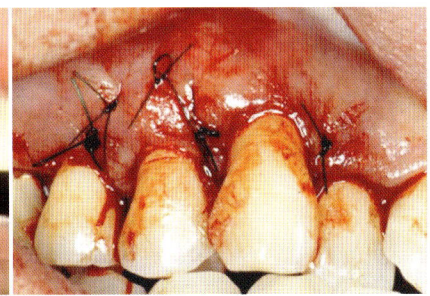

図15-12　歯間乳頭を緊密に復位縫合
図15-13　マットレス縫合や単純縫合にて弁を緊密に密着させる

●術後経過

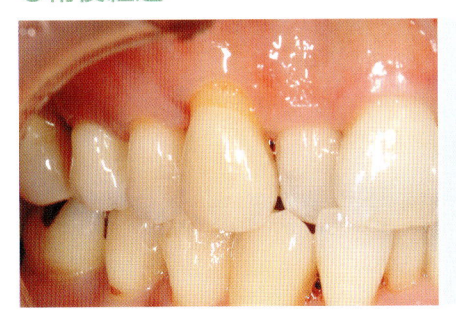

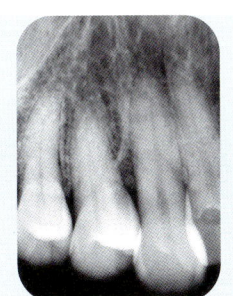

図15-14　術後3年の状態．歯間乳頭は保存され，骨欠損も改善している

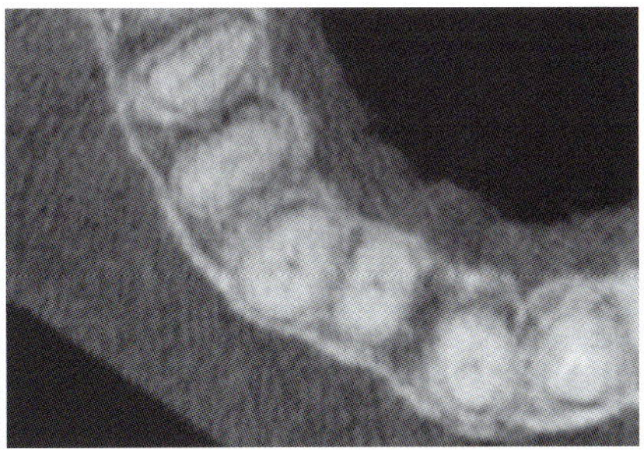

図15-15, 16　術後4年経過時のデンタルX線像とCT画像（Axial像），3̲部周囲の骨欠損部の再生が認められる

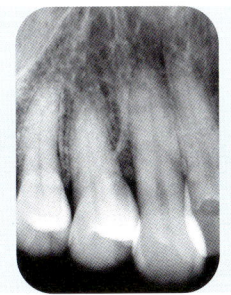

表5　EMDを応用した方法のポイント・術前
❶　炎症のコントロールがなされていること
❷　禁煙が守られていること
❸　角化歯肉が十分にあること
❹　歯根の近接や歯の動揺がないこと

表6　EMDを応用した方法のポイント・術中
❶　浸潤麻酔の配慮
❷　適切なフラップデザイン
❸　歯間乳頭の保存
❹　骨欠損を避ける切開線
❺　徹底したデブライドメント
❻　根面処理
❼　出血をコントロールした状態でのEMDの塗布
❽　緊密な縫合
❾　暫間固定

3章 歯周形成外科手術/結合組織の採取
大胆かつ繊細に……動脈性の出血に注意

歯肉-歯槽粘膜療法から歯周形成外科手術へ

　歯周外科には7つの目的があります（p.77，表2参照）．3章では，この表の⑤～⑦にあげられた歯周環境の改善，歯周組織の形態修正を行う外科処置について解説します．
　Freidmanが，1950年代後半に歯肉の維持，不正な小帯や筋付着の除去，口腔前庭の拡張を目的とした外科処置の必要性を説いて以来，歯肉-歯槽粘膜療法（muco gingival surgery，以下MGS）として，多くの治療法が紹介されてきています．
　その後，1980年代後半にMillerによって，歯周形成外科（periodontal plastic surgery，以下PPS）という言葉が紹介されました．近年，補綴物のみならず，その周囲をとりまく歯周組織の自然感を求める患者さんサイドからの要望が高まっています．そのような事情も背景として，PPSは審美的，再建的，予防的な配慮をMGSより重視した処置として浸透してきています．
　歯周治療も時代の流れにより「切除的な処置」から「再生的な処置」にシフトしてきている現状を考えると，MGSからPPSへ関心が移ることは自然な流れのことのように思われます．現在，PPSは歯肉-歯槽粘膜療法の一つのオプションとして，とらえられているようです．

歯周形成外科手術の種類

　実際のPPSでは，術式は違っていても，失った歯周組織をいかにして元の状態に再建し，審美的な環境を構築するかという基本的な治療概念は同じです．そのため，組織移植で欠損部を補填する場合がほとんどです．
　特に，軟組織を治療の対象とすることが多く，通常の歯周外科に比べて綿密な治療計画とより繊細なテクニックが必要となります．
　現在では多くのPPSの術式が，その目的に応じて紹介されています（**表7**）．

3章 歯周形成外科手術/結合組織の採取

表7 歯周形成外科の一例
❶ 根面被覆術
❷ 付着歯肉増大術
❸ 歯槽堤増大術
❹ 口腔前庭拡張術
❺ 歯槽堤保存術
❻ 歯冠長延長術
❼ 歯間乳頭形成術
❽ 小帯切除術
❾ 歯肉変色改善術

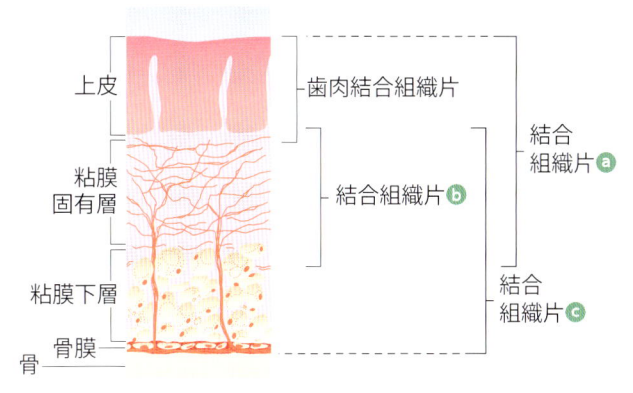

図16 口蓋の解剖と組織採取の関係
歯肉結合組織はわずかに結合組織を含んだ上皮が用いられる．結合組織は，ⓐ上皮を含んだ結合組織，ⓑ上皮下結合組織，ⓒ骨膜を含んだ上皮下結合組織の3種類に分類されている

　術式の適応にあたっては，細かな部位の状態や歯周組織の健康度などを加味し，それぞれの術式の利点，欠点を総合的に判断して，なるべく低侵襲で効率のよい術式を選択します．

　組織移植片としてPPSでは，歯肉結合組織，結合組織，もしくはその双方を用いることが多いようです．歯肉結合組織は欠損を表面から補填し，結合組織は内部から補填します．移植方法には有茎弁を用いるものと遊離組織移植という2つの方法があります．

　MGSの主役であった歯肉結合組織を用いた遊離歯肉移植術式については，いままでに多くの症例報告があります．本章では，まず現在PPSで臨床的にも多く適応される結合組織の採取方法について解説します．

なぜ結合組織なのか？

　結合組織片の採取部位はおもに上顎となります．口蓋粘膜は角化上皮で，その下には粘膜固有層，粘膜下層，骨膜，骨が存在しています．粘膜固有層は緻密な結合組織を多く含み，粘膜下層に近くなるほど脂肪分や血管の割合が多くなります．

　遊離歯肉移植では，上皮と粘膜固有層の歯肉結合組織を移植します．そして，上皮を排除して粘膜固有層，粘膜下層，ときに骨膜も含んで移植するのが結合組織移植です．血管が豊富な粘膜下層は，移植片の生着に重要な役割を果たします（**図16**）．上皮には結合組織の維持が必要で，上皮の機能発現はその直下の結合組織の質によって決まるといわれています．そのため，遊離歯肉移植の場合，移植部位は口蓋部分の結合組織の機能発現を受け継ぎ，厚い角化歯肉を形成します．しかし，色調も口蓋部分の形質を受け継ぎ，移植床と粘膜との間で色調の不調和を招く傾向にあります（**図17**）．

　これに対して結合組織移植では，通常移植片はフラップを形成した粘膜内部に挿入されます．そのため，口蓋の結合組織単独の機能発現とはならず，移植後の歯肉の色調も既存の歯肉の色調を保持しやすいと考えています（**図18**）．

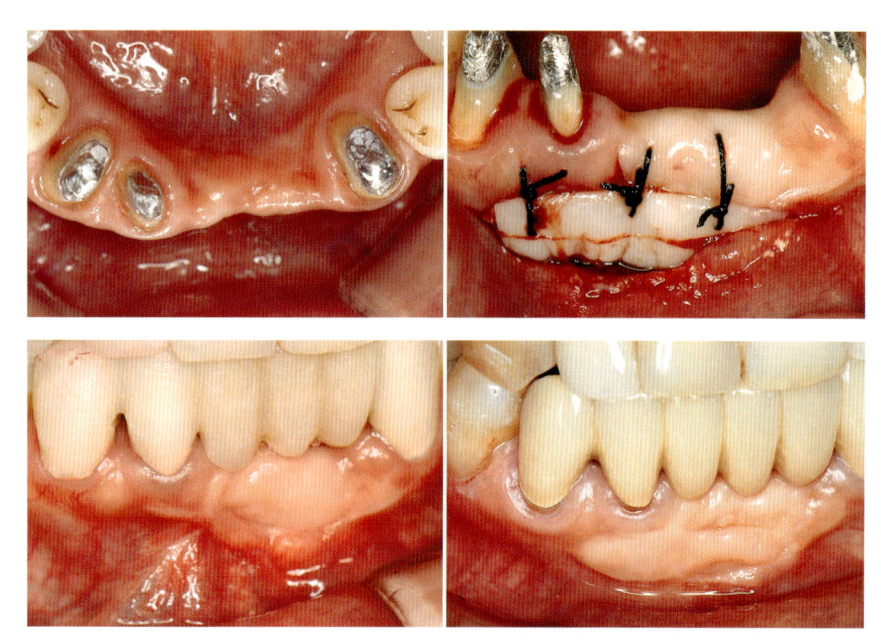

図17 下顎前歯部欠損に遊離歯肉移植にて歯槽堤増大と前庭拡張を行った症例．術後15年が経過したが，現在も固有の歯肉と移植部位に色調の違いが見られる

　以上の理由により，歯周組織の再建と審美性の獲得を目指したPPSの場合，色調の変化の出にくい結合組織を用いる術式が多く紹介されているのだと考えられます．

採取部位の選択

　結合組織の採取は上顎の口蓋部，上顎結節部，ときに欠損部という3部位がおもな採取場所です．安全に効率よく採取するために，上顎の組織，解剖を理解しておきましょう．

　口蓋部は硬口蓋と軟口蓋に分かれます．移植片は通常硬口蓋より採取します．硬口蓋粘膜は角化上皮で，その下に粘膜組織が存在します．口蓋正中部に近づくにつれて，また犬歯から前方ほど，粘膜下層では脂肪組織，臼歯部では腺組織の割合が多くなります（**図19**）．移植片採取後にはそれらのトリミングが必要な場合もあります．

　軟組織の厚みが最も厚い部位は，6|6の口蓋根近心部から犬歯の遠心部までといわれていますが，口蓋部は浅い，深いなど解剖学的に個人差があります．採取時には，浸潤麻酔後に注射針を骨面まで当てて実際の厚みを測り，組織片採取量の参考にします．

　一般的に，大口蓋孔を出た神経血管束は，口蓋骨の垂直部分と水平部分の移行部あたりに走行していることが多く，その走行方向は歯列にほぼ平行といわれています．そして，大口蓋神経に比べ大口蓋動脈がより歯根に近い位置関係で走行しています．

　動脈性の出血は止血が困難です．採取時に神経血管束を損傷させないためにも，絶対にメスの刃先を口蓋底にまで進めないことが重要です．メスの刃先の長さをあらかじめ計っておき，剥離の目安にするとよいでしょう．また，結合組織は内部から採取するため，口蓋皺襞による制約もありません．

　上顎結節部は強靭な結合組織で，再生能力が強い歯肉靭帯が豊富です．そのため，歯根になじませて組織増大を期待するようなPPSには適した移植片だと考えています（**図20**）（4章　Case 13参照）．

3章 歯周形成外科手術/結合組織の採取

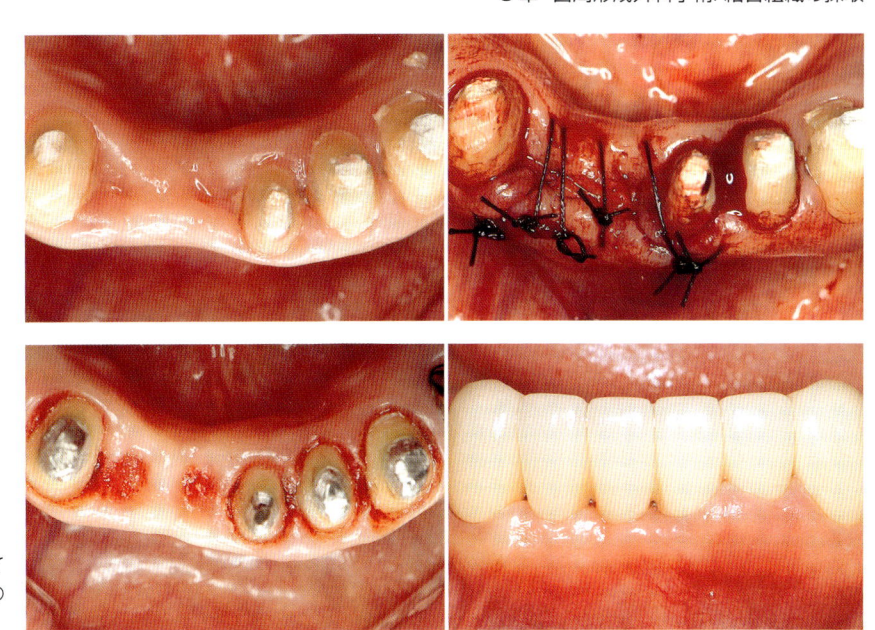

図18 下顎前歯部欠損に結合組織移植にて歯槽堤増大を行った症例．術後5年，歯肉の色調の違いは見られない

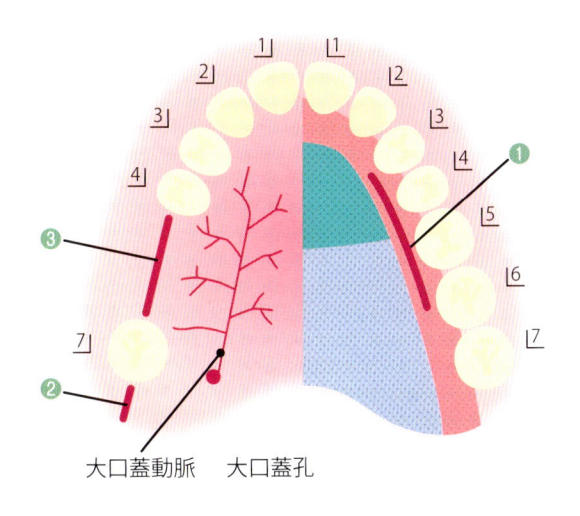

■ 脂肪の多い部分　■ 腺線維の多い部分

大口蓋動脈　大口蓋孔

大口蓋神経
大口蓋動脈
CEJ

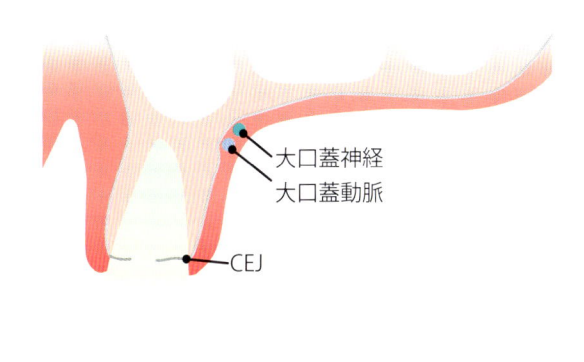

図19 組織採取に必要な口蓋の基本的な組織，解剖図
　おもな採取部位は，❶口蓋部，❷上顎結節部，❸歯の欠損部．粘膜下層の脂肪，腺組織の分布や神経血管束の走行にも注意する

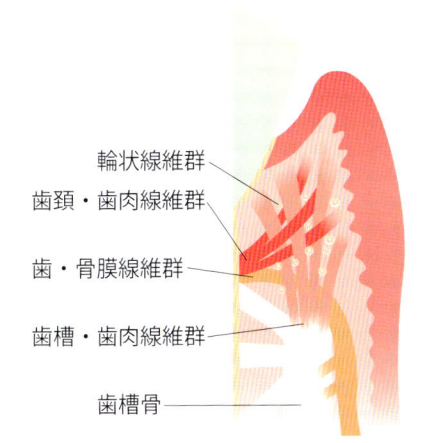

輪状線維群
歯頚・歯肉線維群
歯・骨膜線維群
歯槽・歯肉線維群
歯槽骨

図20 歯肉靭帯の走行

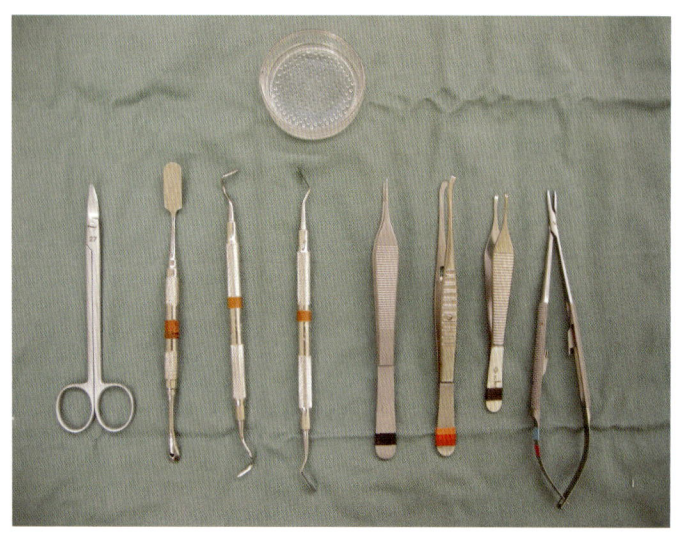

図21　当院の歯周形成外科手術セット

結合組織採取の実際

　当院では基本的な歯周外科セットのほかに歯周形成外科手術セットを追加の器具として準備して，手術に臨んでいます（**図21**）．結合組織の採取は，軟組織が対象となります．繊細なメスさばき，鈍的な剥離など，独特な器具，テクニックが必要になります．

1. 口蓋からの結合組織の採取方法
　上皮を含む採取方法と，上皮を含まない採取方法があります．

1）口蓋からの上皮付き結合組織の採取（図22/Case 5）
　右上口蓋部より上皮付きの結合組織を採取します．上顎は無歯顎です．今回の移植片は歯槽堤増大に用いるため，上皮の幅は通常より広めに採取しています．

2）口蓋からの上皮下結合組織の採取（図23/Case6）
　|6 7 の口蓋部より上皮下結合組織を採取します．
　結合組織移植片に上皮を含むか否かは，受容側において結合組織をどのような目的で用いるのかで異なります．閉鎖環境で用いる場合は上皮下結合組織を用います．操作性の点からは，移植片の固定には上皮があるほうが有利です．また，概して解剖学的に同じ条件であれば，上皮付きのほうがより多くの量の結合組織を採取することが可能です．
　一方，供給側においては，上皮付きの場合，創面の一次閉鎖が困難で，術後の不快感が出やすい傾向にあります．上皮下結合組織を採取した場合，一次閉鎖が可能で，すみやかな治癒を得ることができます．
　また，採取時に縦切開を加えるか否かは，採取に必要な結合組織量，術者の技量よっても変わりますが，なれないうちは縦切開を入れ，明視できる条件下で処置を行うほうが安全で効率的です．
　縦切開を入れることで移植片の可動性がでるため，移植片の切離が容易になります．慣れてくると縦切開なしでも採取可能になります．

Case5 口蓋からの上皮付き結合組織の採取

図 22-1 歯槽頂に平行な一次切開を入れる．No.15のメスでライニングを加える

図 22-2 プローブにて採取する組織の量を計測する

図 22-3 一次切開より口蓋底に向かって近心遠心2本の縦切開を入れる

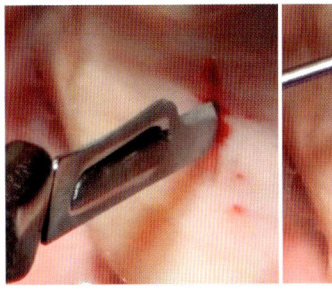

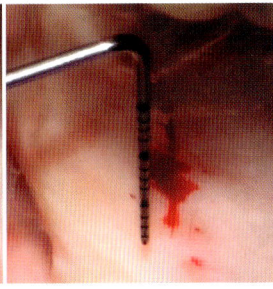

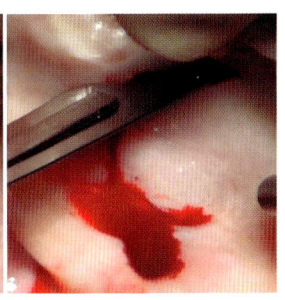

図 22-4 一次切開に平行な二次切開を根尖方向に入れる

図 22-5 一次切開と二次切開の間の上皮付きの結合組織を採取する．ライニング後，切開線の確認を行う

図 22-6 二次切開を起始点として口蓋底に向かって部分層弁を作成していく．No.15のメスで，上皮に穿孔しないように注意して，部分層弁下の結合組織層を露出させる．メスの刃先の進み具合で組織の厚みを推測する

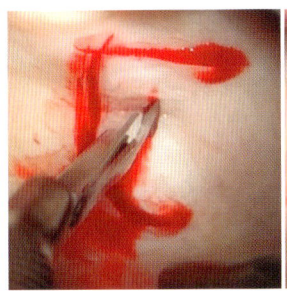

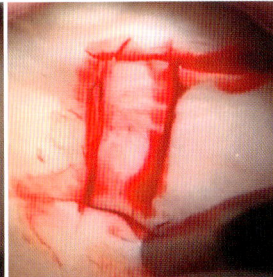

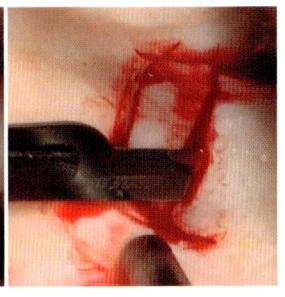

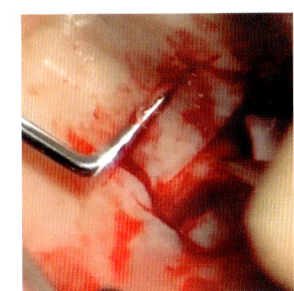

図 22-7 一次切開部分からの剝離を行う．Orbanメスなどを用いて鈍的に行う

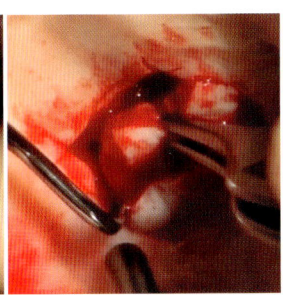

図 22-8 結合組織片をピンセットで把持しながら慎重に骨面から剝離していく．移植片をちぎらないように注意する

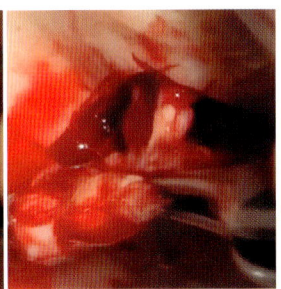

図 22-9 ピンセットで慎重に弁を把持し，徐々に持ち上げながら剝離を進める

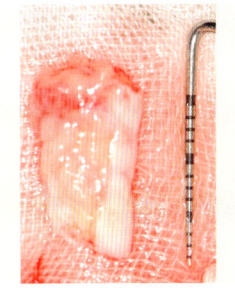

図 22-10 採取した上皮付きの結合組織．脂肪組織などはこの後にトリミングする

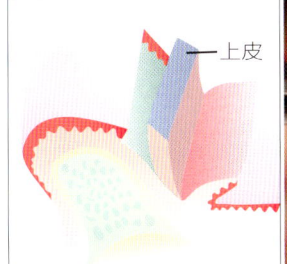

図 22-11 上皮を含んだ結合組織片．図16-ⓐに相当

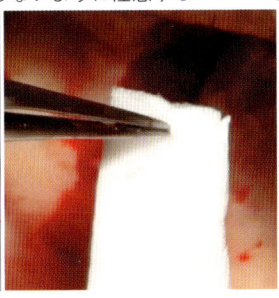

図 22-12 移植片の切離後はコラーゲン製剤（コラコート）を創面に挿入する

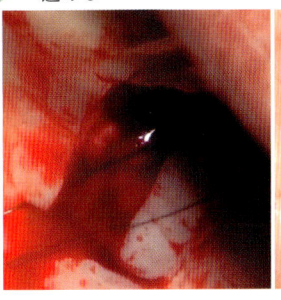

図 22-13 上皮部分が切離しているために創面の完全閉鎖はできない．創面を極力寄せるためにマットレス縫合も併用する

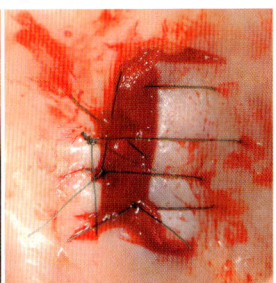

図 22-14 縫合後の状態

Case6 口蓋からの上皮下結合組織の採取

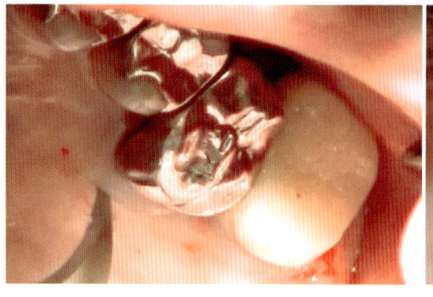

図 23-1　歯頸線に平行な一次切開を入れる．No.12のメスでライニングを加える

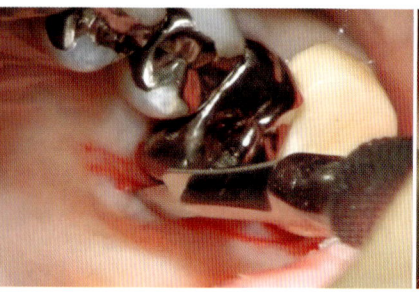

図 23-2　一次切開の端を起始点として No.15のメスで根尖側方向に部分層弁を形成．メスの先が上皮に穿孔しないように注意

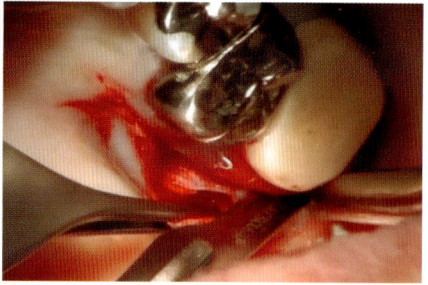

図 23-3　No.15のメスで一次切開を骨膜付近まで進めていく．ピンセットで結合組織を把持して切離を始める

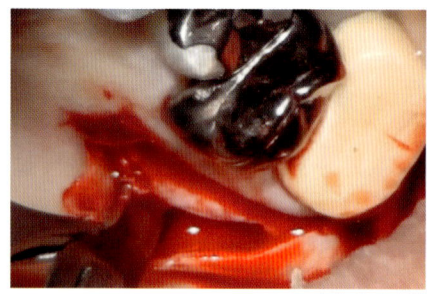

図 23-4　近心に縦切開を入れて結合組織の明示を行う．部分層弁を把持しながら弁の作成をさらに根尖側に進める

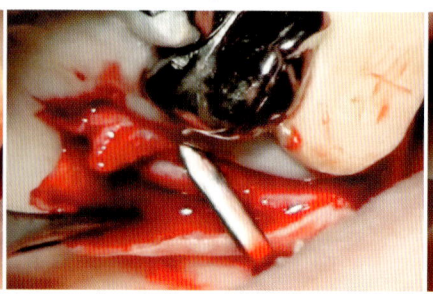

図 23-5　Orbanメスを用いて結合組織の鈍的な切離を慎重に行う

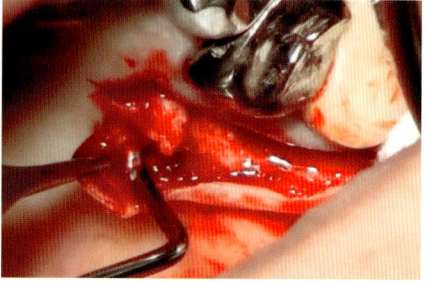

図 23-6　結合組織の根尖側は Orbanメスで水平切開を加えて切離していく

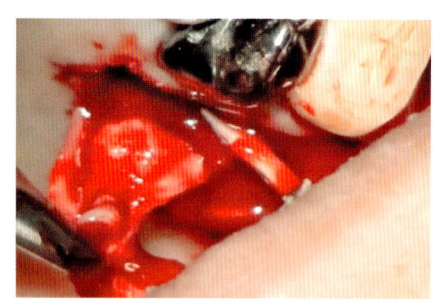

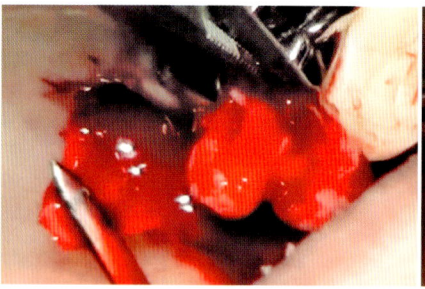

図 23-7, 8　結合組織片をピンセットで把持しながら慎重に切離していく．組織片をちぎらないように注意する

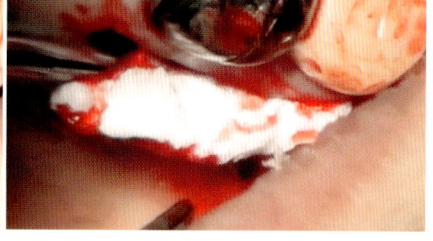

図 23-9　移植片の切離後はコラーゲン製剤（コラコート）を創面に挿入する

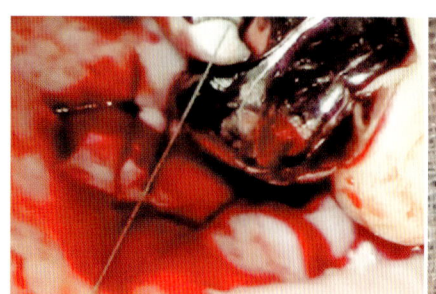

図 23-10　創面の一次閉鎖を目指しマットレス縫合も併用する

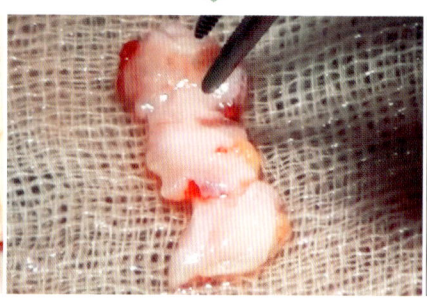

図 23-11　採取した結合組織

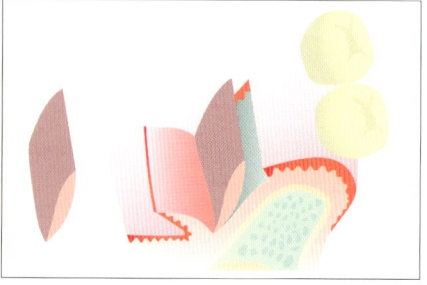

図 23-12　上皮下結合組織片．図16-ⓑに相当する

Case7　上顎結節部からの上皮下結合組織の採取

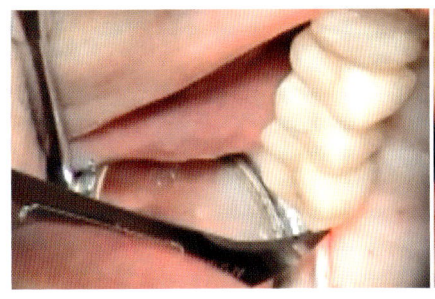

図24-1　歯槽頂上の水平切開．No.12のメスでライニングを加える

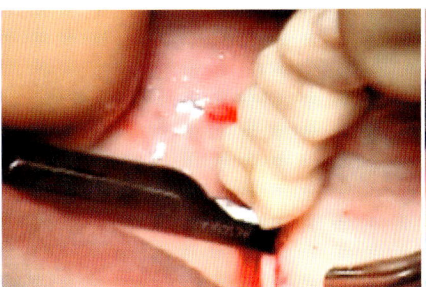

図24-2　ライニングを起点にNo.15のメスで口蓋側根尖側方向に部分層弁を作成する．メスの先が穿孔しないように慎重に行う

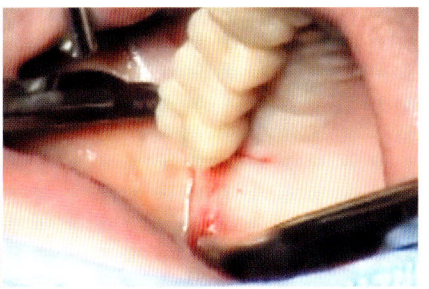

図24-3　近心の縦切開を口蓋側から歯槽頂を経て頬側まで入れる．No.15のメスで骨膜付近まで行う

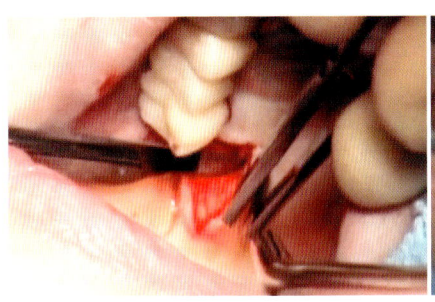

図24-4　ピンセットで口蓋側粘膜弁を把持しながら弁の作成をさらに行う．結合組織を明示しながらさらにメスを根尖側に進める

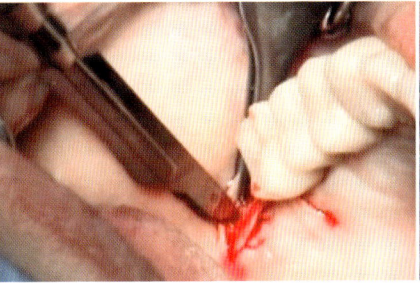

図24-5　同じように頬側部分層弁の作成を行う．弁を引きちぎらないようにていねいに行う．結合組織をさらに明示する

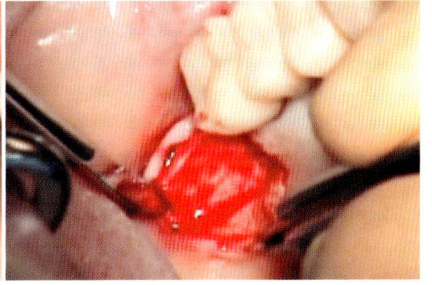

図24-6　結合組織の遠心部分に口蓋側から歯槽頂を経て頬側まで，No.12のメスで骨膜に達する切開を加える．結合組織が切離しやすくなる

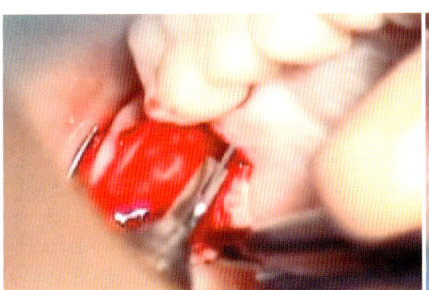

図24-7　口蓋側の根尖部分の結合組織にはNo.15のメスで骨膜に達する水平切開を加える

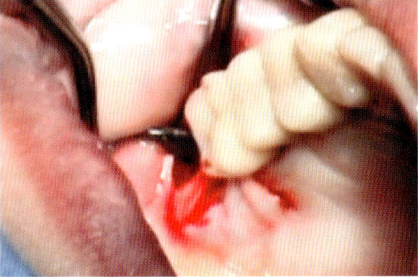

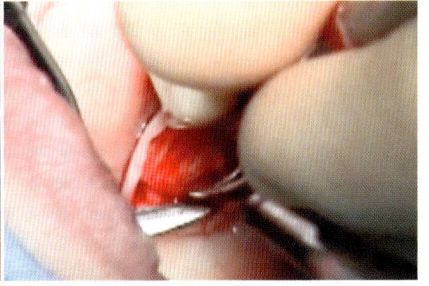

図24-8　頬側からOrbanメスを用いて結合組織の鈍的な切離を行う

図24-9　部分層弁を剥離子で明示しながら結合組織片を慎重に切離していく

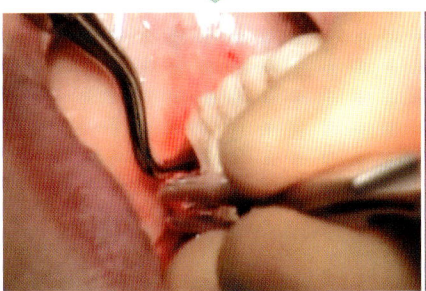

図24-10　結合組織片がピンセットで把持可能になったら，さらにOrbanメスで切離を進める

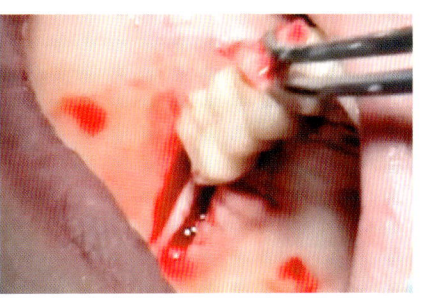

図24-11　結合組織の切離直後の状態

95

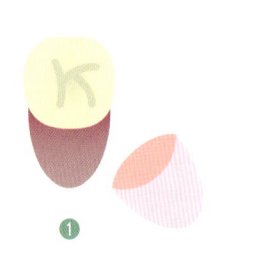

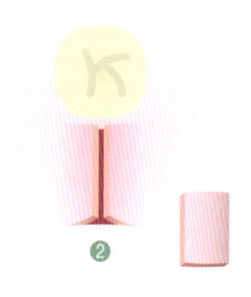

図25 上顎結節での採取法
❶：歯肉切除，❷：上皮下結合組織採取

■Case8　口蓋からの上皮付き結合組織採取例の治癒過程

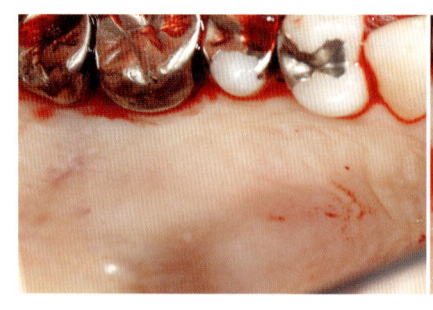

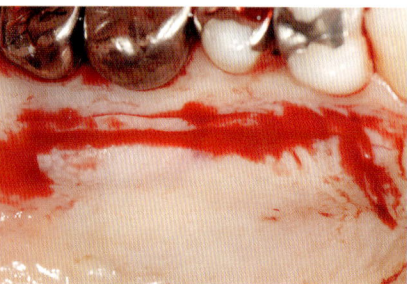

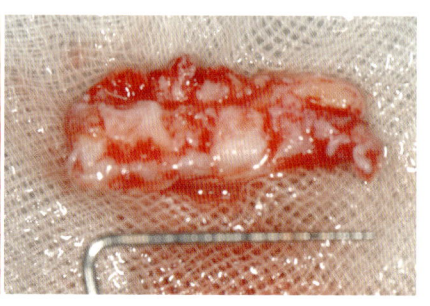

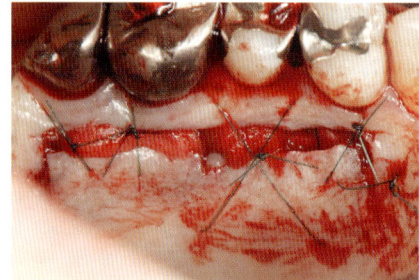

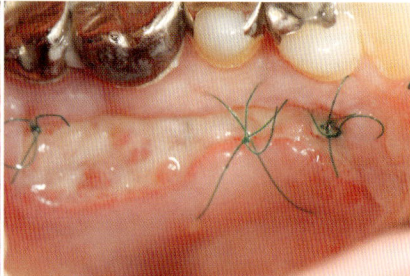

図26-1　術前の状態
図26-2　切開線を入れる
図26-3　上皮付きの結合組織を採取．図16-ⓐに担当する）

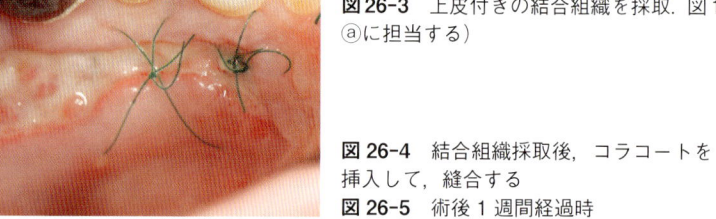

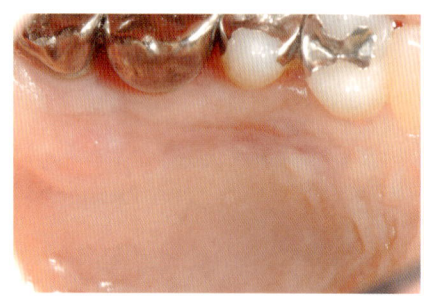

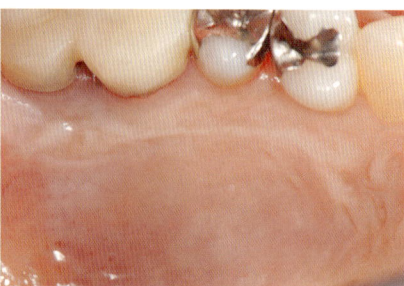

図26-4　結合組織採取後，コラコートを挿入して，縫合する
図26-5　術後1週間経過時

図26-6　術後3週間経過時．順調に治癒している
図26-7　術後7ヵ月経過時

2. 上顎結節部からの結合組織の採取

　上顎結節部からの採取では，必要な採取量によって，歯槽頂部の水平切開から頰側・口蓋側2つの方向に部分層弁を作成し上皮下結合組織を採取する方法，もしくは，まず歯肉切除を行い，採取した歯肉の上皮を削除する方法があります．いずれの方法でも，採取が困難で採取量も制限があり，繊細な手技が必要です（**図25**）．上顎結節部からの上皮下結合組織の採取を示します（**図24/Case7**）．

3章 歯周形成外科手術/結合組織の採取

■ Case9　口蓋からの上皮付き結合組織採取例の治癒過程（一部骨膜も含む）

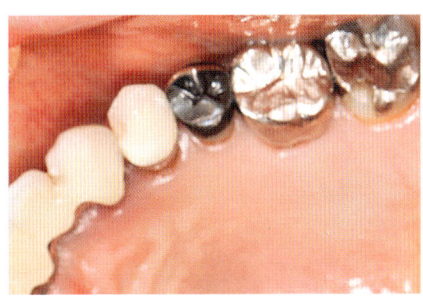

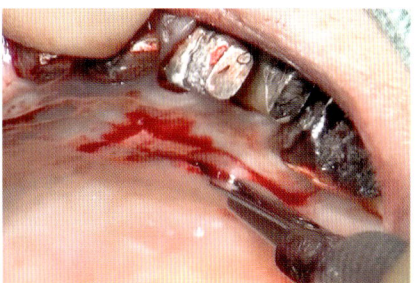

図 27-1　術前の状態
図 27-2　切開線を入れる

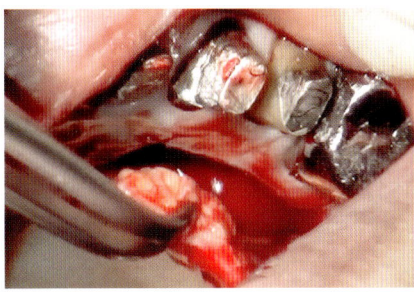

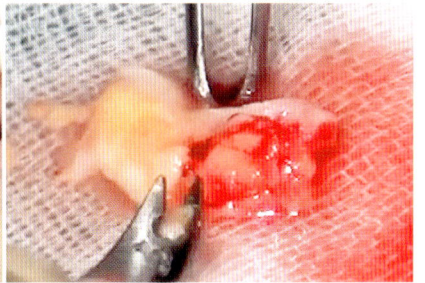

図 27-3　結合組織の採取
図 27-4　脂肪組織などをトリミングする．図16のⓐ＋ⓒに相当

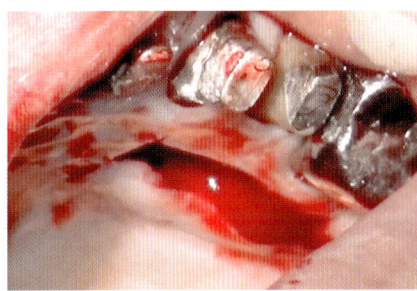

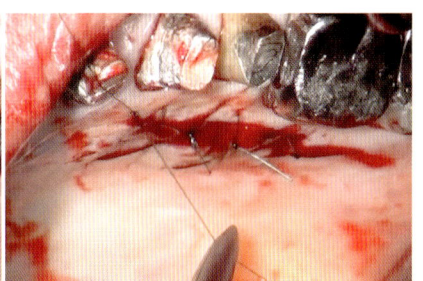

図 27-5　結合組織を採取後の状態
図 27-6　コラコートを挿入して，縫合

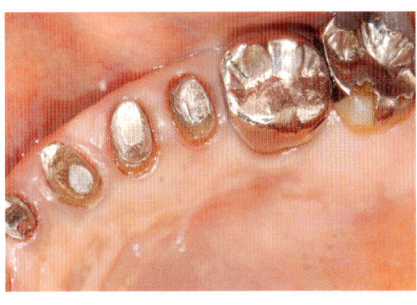

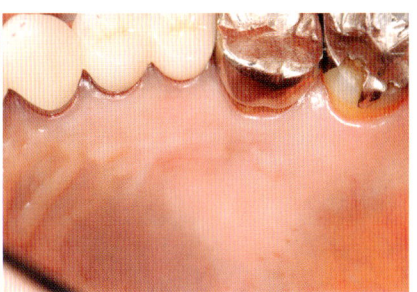

図 27-7　抜糸時には違和感があったが，術後7ヵ月を経過した時点では，創面は順調に治癒している
図 27-8　術後12ヵ月経過時

おもな問い合わせ先

- KLS Martin
  →茂久田商会
- Hu-Friedy
  →モリタ
- Aesculap,
  Helmut Zepf
  →FEED（歯科通販）

【使用器具】
No.12, 15のメス（Aesculap），円筒形の替刃メスハンドル（Hu-Friedy 10-130-05）
Periodontal probes（Hu-Friedy CPUNC15），PR3 Prichard（Hu-Friedy），Orban1/2（KLS Martin, Hu-Friedy）
Micro Adson（KLS Martin），Micro forceps（KLS Martin），Columbia（Hu-Friedy），
Castroviejo type 持針器（KLS Martin 20-606-18），縫合糸（GCソフトレタッチ C16N5G），剪刀（Helmut Zepf 46,801,11）

97

■Case10　口蓋からの上皮下結合組織採取例の治癒過程

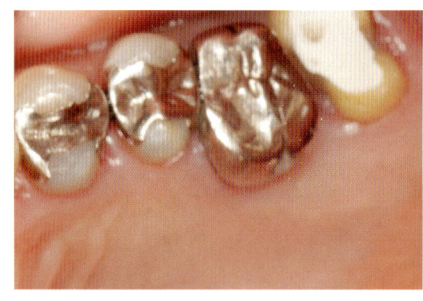

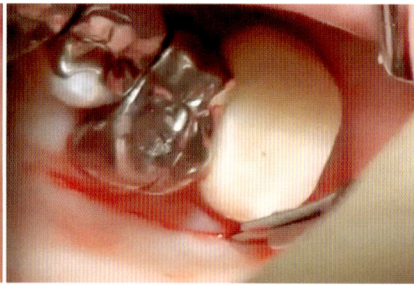

図28-1　術前の状態
図28-2　切開線を入れる
図28-3　結合組織の採取．図16-ⓑに相当 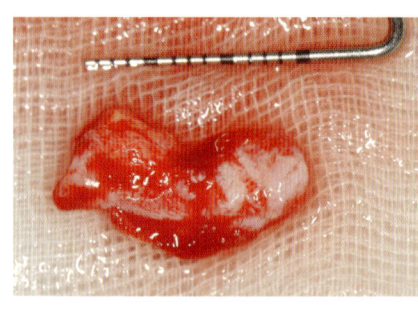 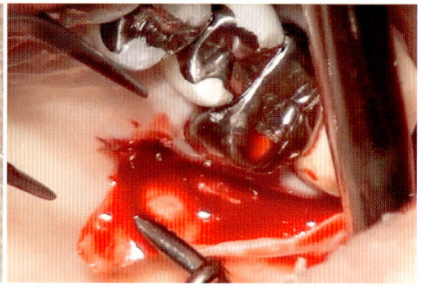
図28-4　結合組織採取後の状態
図28-5　縫合による一次閉鎖 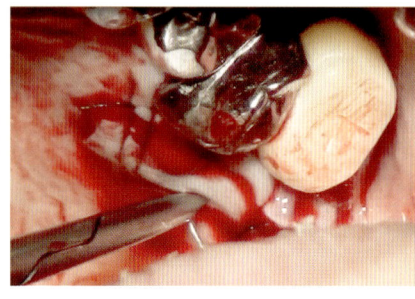 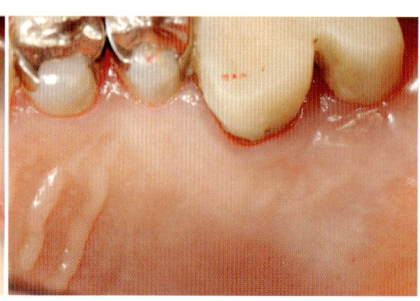
図28-6　術後11ヵ月経過時．瘢痕もなく，治癒している

供給側の治癒

　実際の移植片の採取の考慮点を表8に示します．
　口蓋から上皮付きの結合組織を採取する場合，上皮の幅，長さによって，開放層となる部分の大きさが左右されます．
　口蓋は角化上皮のために完全な創面の一次閉鎖は困難で，二次創傷治癒の過程をとります．そのために，創面内に血餅をためることはもちろんですが，速やかな治癒を得るために，コラーゲン製剤を挿入したり，炭酸ガスレーザーなどを用いたりします（**図26/Case8**）．
　術後1週間で抜糸します．欠損が大きい場合，治癒が遅れて違和感が長引く場合もあります（**図27/Case9**）．そのような場合にはシーネ，コアパックなどで創面を保護してあげることも有効でしょう．
　口蓋から上皮下の結合組織を採取した場合，創面の一次閉鎖が可能です．上皮付きの場合に比べて早く創面は治癒し，違和感も少ない場合が多いようです（**図28/Case10**）．

表8　結合組織採取時の考慮点
❶　治療目的
❷　受容側の再建に必要な組織量
❸　供給側採取部位の解剖学的制約
❹　審美的な要求度
❺　生着させたときの適合性
❻　術式の難易度

3章 歯周形成外科手術/結合組織の採取

■Case11　上顎結節部からの上皮下結合組織採取例の治癒過程

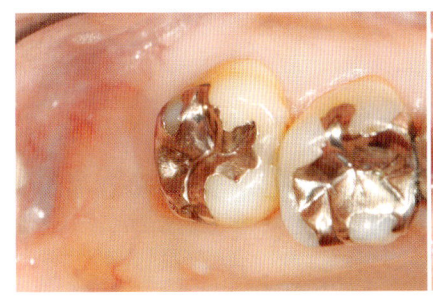

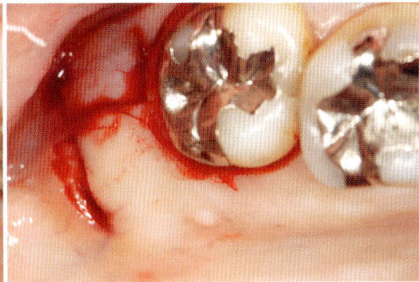

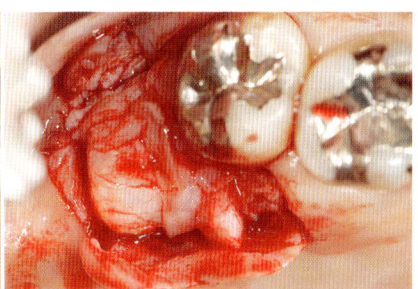

図 29-1　術前の状態
図 29-2　切開線を入れる
図 29-3　上皮下結合組織の明示

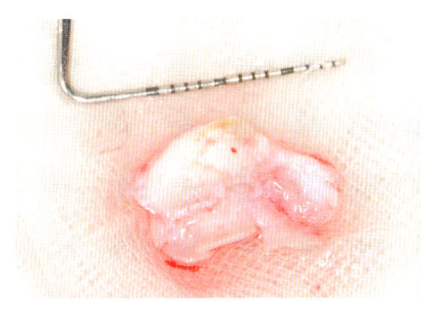

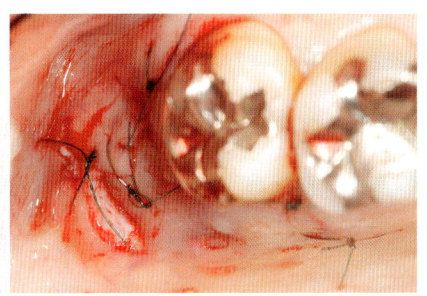

図 29-4　結合組織の採取
図 29-5　縫合時

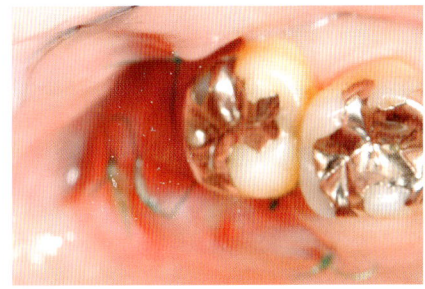

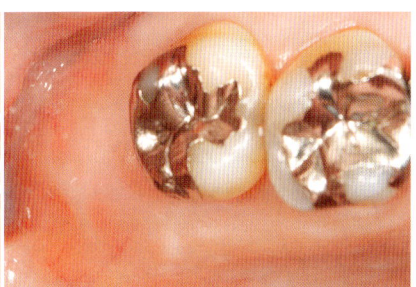

図 29-6　術後1週間経過時．違和感はほとんどない
図 29-7　術後18ヵ月経過時

　　上顎結節から上皮下結合組織は創面の一次閉鎖が可能です．また食事などの妨げにならないので，接触痛などの違和感もなく，速やかに治癒することが多いようです（**図 29/ Case11**）．

　　処置に入る前に，PPS治療全体のなかでの綿密な治療計画を立てることが最も重要です．

　　受容側に必要な量の診断が甘いと，移植片が足りなくなったり，予定の処置が不完全に終わることもあります．

　　供給側の口蓋の粘膜の厚み，高さといった解剖学的な制限をよく理解して，その処置に必要な適切な移植片を採取する予測を立て，安全，確実に実際の採取を行うことが，PPSを成功させる第一歩だと考えています．

　　最初はなかなか難しいかもしれませんが，よいイメージを描きながら，処置に臨んでみてください．

Step 3

4章 歯周形成外科手術/歯肉退縮への対応
こんなはずでは……事前の説明が重要

■ 天然歯・補綴予定歯に対する歯周形成外科手術

　最近では歯周形成外科手術の適応範囲が広がり，多くの術式が紹介されています．本章では天然歯・補綴予定歯の周囲に行う歯周形成外科について解説します．それぞれに相対するおもな術式としては根面被覆術，付着歯肉増大術などがあり，その部位への組織の補填方法としては，有茎弁による方法と，歯肉や結合組織片といった遊離組織片による補填方法があります．

　実際の術式適応にあたっては，全体の治療計画のなかで，細かな部位の状態や歯周組織の健康度などを加味し，それぞれの術式の利点，欠点を総合的に判断して，なるべく低侵襲で効率のよい術式を選択します．

■ 審美的な問題点としての歯肉退縮

　歯肉退縮は歯周組織の審美的な問題点の一つです．その原因としては，歯周病の進行，歯肉のバイオタイプ，過度のブラッシング，咬合，パラファンクションなど，いろいろ考えられます．原因を除去していくことはもちろんですが，それだけでは解決できないこともあり，また原因がこれだと決め手を欠く場合もあります．

　歯肉退縮にはMillerの分類，歯肉退縮の起こりやすさを示す臨床的指標としてMaynardによる分類がよく知られています（図30，31）．

　この部位での歯周形成外科処置は，すでに起こってしまったことに対する処置（根面被覆術）と，将来起こりそうな部位に対して行う予防的な処置（付着歯肉増大術）があります．対象部位が天然歯であれば，歯根面の露出に対しては根面被覆を行えば患者さんも満足できます．しかし，補綴後に歯肉退縮が起こり補綴物のマージンが露出して審美的な障害が生じた場合は問題となります．単独冠ならまだしも，補綴物の設計が大がかりになればなるほど，のちの対処には苦慮します．

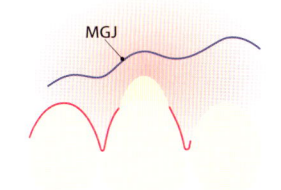

Ⅰ級：歯肉退縮が MGJ（歯肉-歯槽粘膜境）を越えていない．歯間部の歯周組織の喪失がない

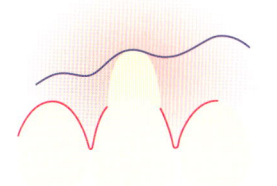

Ⅱ級：歯肉退縮が MGJ に達する，または越えている．歯間部の歯周組織の喪失がない

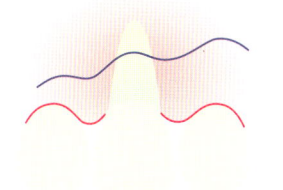

Ⅲ級：歯肉退縮が MGJ に達する，または越えている．歯間部の歯周組織の喪失を認める

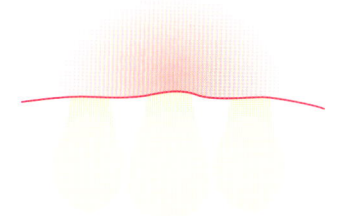

Ⅳ級：歯肉退縮が MGJ に達する，または越えている．重度の歯間部の歯周組織の喪失を認める

図30　Miller の歯肉退縮の分類
Ⅰ級，Ⅱ級：完全な根面被覆が期待できる，Ⅲ級：部分的な被覆が期待できる，Ⅳ級：根面被覆は期待できない

　単に補綴物の再製作で解決できることはまれで，周囲組織の改善が必要となります．また，補綴物装着直後の状態に回復することは困難な場合も多く，より状況は深刻になります．ですから，補綴物作製前に歯周環境を十分に整備し，経年的な環境変化に耐えうる状況を構築しておいたほうが安心です．

　その場合に，予防的な歯周形成外科手術を行っておくことは効果的です．近年，患者さんの予防医療の理解に伴い，ますます予防的な処置の必要性は増すことと考えられます．
　天然歯や補綴予定歯への歯周形成外科手術の考慮点を**表9**に示します．
　実際の歯周形成外科手術には，前述したように2つの方法があります．対象部位の診査・診断を基に，どちらの補填方法による処置が有効かを判断して処置に臨むことが大切です．また，使用する器具は，基本的な歯周外科セットのほかに，歯周形成外科手術セットをあらかじめ準備して実際の処置に臨んでいます．

有茎弁移植法

　対象部位の片側もしくは近遠心両側の歯間乳頭を含んだ粘膜弁を移動させ，退縮部分には生着，供給側には再生を図る治療法です．隣接した歯肉を移動する方法ですから，移植後の色調の変化が出にくく審美的には良好な結果を得ることが可能です（**図32, 33**）．
　また術野が1つですむため，患者さんの負担は軽くてすみますが，かぎられた狭い範囲での処置のため，繊細な手技が求められます．乱暴な操作で弁がちぎれたり，穿孔したり，弁が壊死して処置自体が失敗することもあります．そして，作成できる弁の量にはかぎりがあります．歯周病の進行が顕著でなく，歯間乳頭の幅，高さが十分にある場合が術式的には有利です．比較的軽度，そして1歯単位の環境改善に適しています（**表10**）．

遊離結合組織移植法

　1985 年に Langer が結合組織移植片を受容側の粘膜弁で覆う術式を紹介しました（Langer & Langer 法）（**図34**）．これにより根面被覆の成功率が飛躍的に上昇しました．

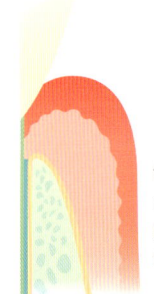

type 1：歯槽骨が厚く，付着歯肉も十分 歯肉退縮は起こらない

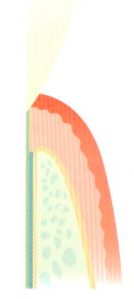

type 2：歯槽骨が厚く，付着歯肉は少ない 歯肉退縮は起こりにくい

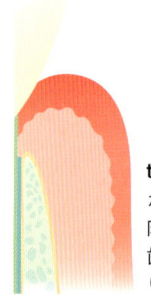

type 3：歯槽骨が薄く，付着歯肉も十分 歯肉退縮は起こりにくい

type 4：歯槽骨が薄く，付着歯肉も少ない 歯肉退縮が起こりやすい

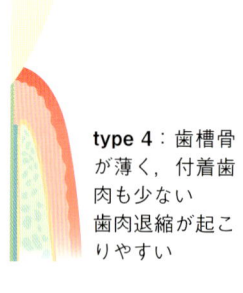

図31 Maynardの分類

表9 天然歯，補綴予定歯の歯周形成外科手術の考慮点

1. 天然歯に行うのか，補綴予定歯に行うのか
2. 治療計画のどのタイミングで行うのか
3. 局所の診断
   a) 隣在歯の歯間乳頭の状態
   b) 当該歯の根面露出の程度
   c) 付着歯肉の存在
   d) 粘膜の厚み
   e) 骨欠損の有無
   f) 治療歯の歯列，歯槽骨での位置関係
4. 遊離か有茎か供給側の診断
5. 自分の技術でどこまで可能か
6. 治療後の予測

表10 有茎弁移植のポイント

1. 愛護的な弁の取り扱い，特に弁の穿孔に気をつける
2. 移動に十分な弁の作成
3. 弁の固定

表11 上皮下結合組織移植受容側のポイント

1. 血液供給を加味した部分層弁の形成
2. ゆったりとした十分な広さの受容層
3. 移植片の確実な位置決め
4. 縫合

　その後，1994年にBrunoは，Langer法に縦切開を入れない粘膜弁として改良を加え，結合組織片に約1mmの上皮部分を残し，バットジョイントで縫合がしやすくなるような術式を報告しました（Modified Langer法）（**図35**）．Raetzkeは，1985年，歯肉退縮部に垂直，水平切開を加えずに粘膜剥離を行い，その中に結合組織移植片を滑り込ませるエンベロップ法を紹介しました（**図36**）．今日まで，これらの術式を基本に，結合組織移植について改良されたテクニックが数多く紹介されてきています．

　結合組織移植において移植片生着の成否を左右するのは，粘膜弁の中での血液供給です．縦切開を加えると粘膜弁への血液供給は著しく制限されます．そのため，粘膜弁に縦切開を入れるか否かは，術中の手技の大きなポイントとなります．

　このような結合組織移植は術部が2つになりますが，上顎からの移植片採取には比較的自由度があり，有茎弁に比べて多くの量が採取できます．そのために，一度に多数歯に処置を行うことが可能です（**表11**）．

　ここでは根面被覆術（**図37/Case 12**）と付着歯肉増大術（**図38/Case 13**）という，2つの遊離結合組織移植法を動画も加えて解説します．

　治療計画立案に際しては，受容側と供給側という2つの術部の状態を正しく診査・診断して，無理のない術式を選択することが大切です．

　歯周組織の環境整備といった目的からは，審美性に関係なく環境整備に重点をおきたいのか，審美性も環境整備も改善したいのかといった，その目的にあった適切な移植片選択も歯周形成外科手術成功の鍵となります．

4章 歯周形成外科手術/歯肉退縮への対応

図32-1 術前, 4|3に歯根露出が見られる.
Millerの分類Ⅰ級
図32-2 歯間乳頭の幅, 高さ, 厚みがあり, 骨欠損がない場合が適応となる

図32-3, 4 術中, 両側歯間乳頭移動術を適応. 最初に|4, その後3|に対し行う
図32-5 術後6年経過時, 歯肉退縮は回復され, 維持されている

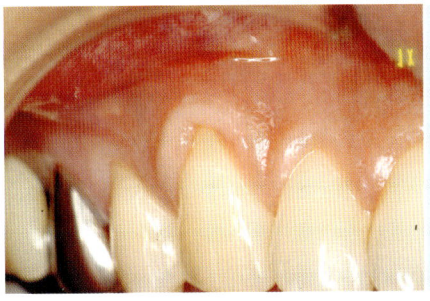

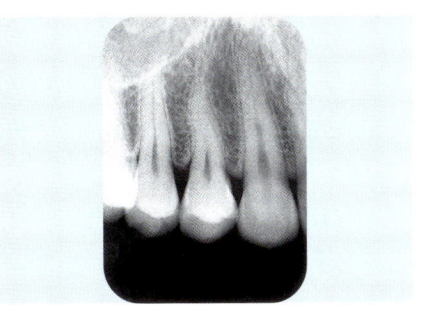

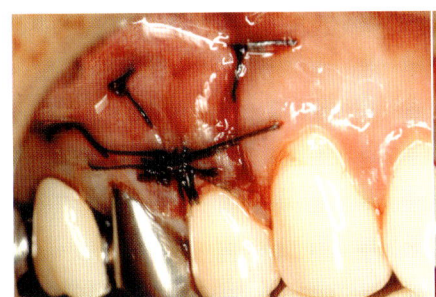

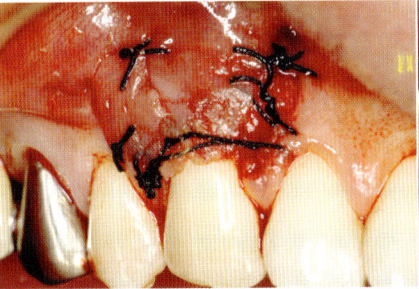

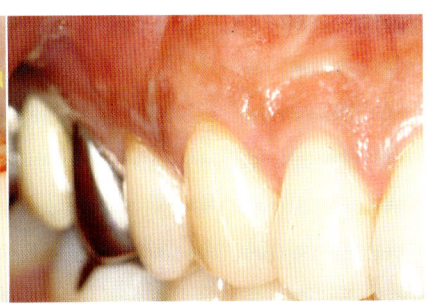

図33 両側歯間乳頭弁移動術
図33-1 両側の歯間乳頭を十分に含んだ部分層弁の切開線. 両側の縦切開はMGJを越える. 退縮部の歯頸部の内縁上皮は切除する. 歯肉退縮部からの縦切開もMGJを越える
図33-2 慎重に部分層弁を作成する. 弁の可動性を増すために減張切開を加える. 両側の弁を一つにして歯根面上に置き, 縫合固定する

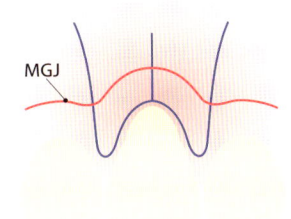

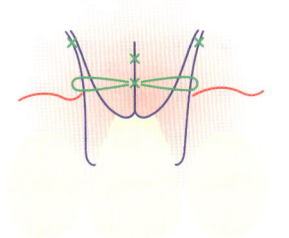

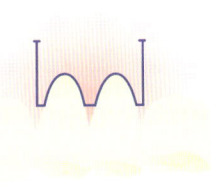

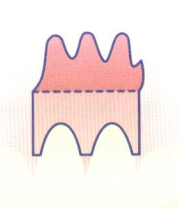

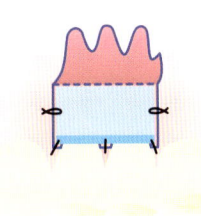

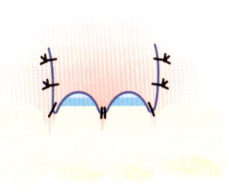

図34-1 切開線は近遠心に縦切開を加えたフルフラップ
図34-2 部分層弁を作成
図34-3 上皮付きの結合組織を歯冠側に吸収性縫合糸で固定
図34-4 弁を歯冠側に移動させ, 移植片を被覆して弁を閉じる
図34 遊離結合組織移植法/Langer & Langer法

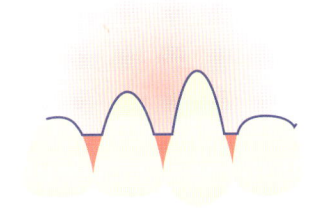

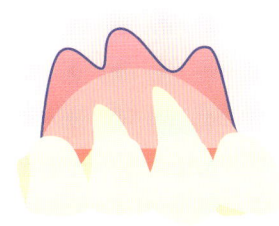

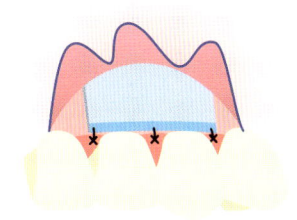

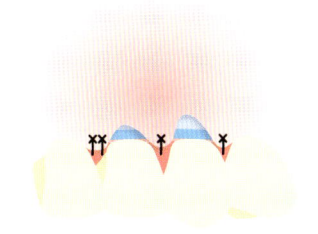

図35-1 歯間乳頭部にやや歯冠側寄りに水平切開を入れる. それを歯肉溝内切開とつなぐ. エンベロップフラップとする
図35-2 部分層弁を作成
図35-3 上皮付きの結合組織を露出部分に置き, 縫合固定
図35-4 弁を歯冠側に移動させ, 移植片を被覆して弁を閉じる
図35 遊離結合組織移植法/Modified Langer法

103

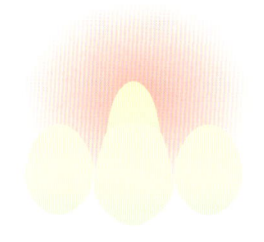

図36-1 限局的な歯肉退縮

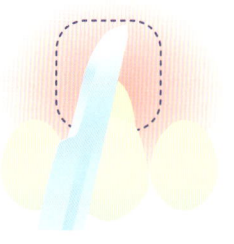

図36-2 歯肉部分の歯肉溝内から根尖側に向かって部分層のエンベロップフラップを作成

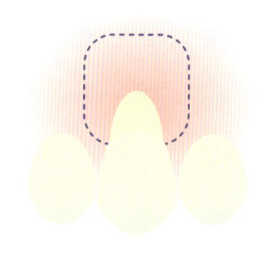

図36-3 フラップが完成したところ

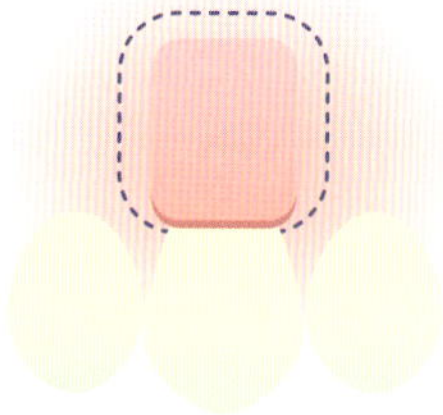

図36-4 フラップの中に上皮下結合組織を挿入する

図36 遊離結合組織移植法/エンベロップ法

■Case12　根面被覆術/Modified Langer法

▶動画19

●術前の状態　　Step1　切開・剝離

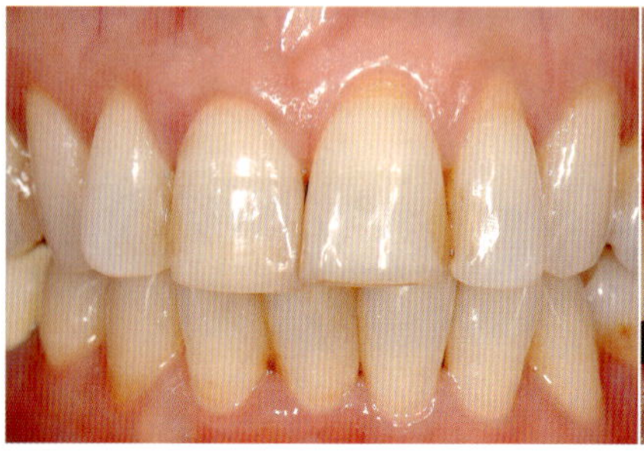

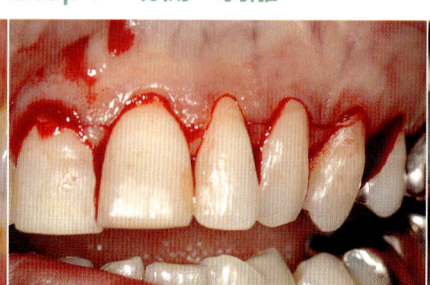

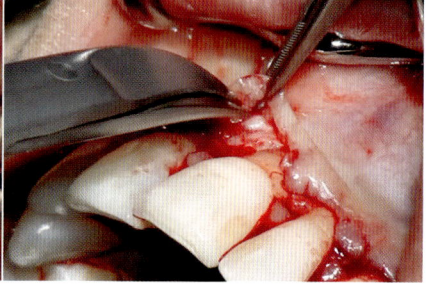

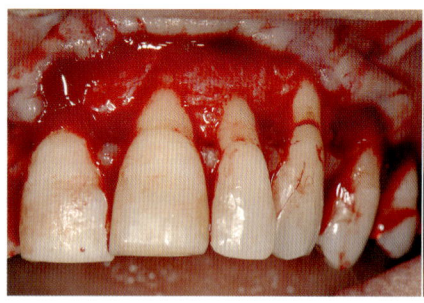

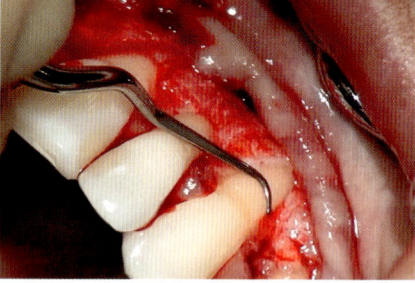

図37-1 治療前，|123の歯肉退縮が認められる．Maynardの分類type 4, Millerの分類1級

図37-2 歯肉溝内切開，歯間乳頭部は歯冠側寄りに水平切開，エンベロップフラップとする

図37-3 メスや剪刀を使って部分層弁を作成する

図37-4 部分層弁の剝離・翻転による術野の明示

図37-5 歯根面のルートプレーニングを行う

Step2　結合組織の試適

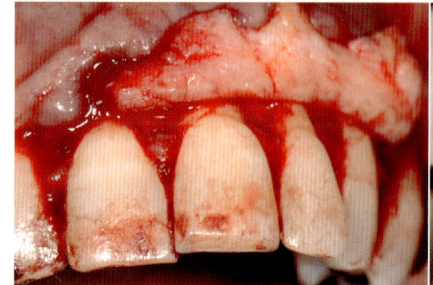

図37-6 口蓋より採取した上皮付きの結合組織を受容部に試適する

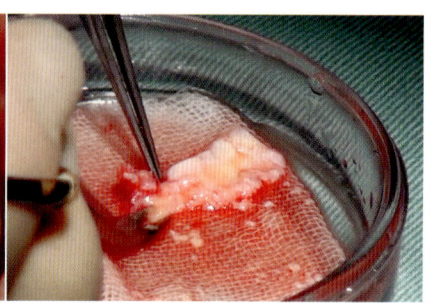

図37-7 余分な脂肪組織などは除去して，受容部へ適合するようにトリミングを行う

4章 歯周形成外科手術/歯肉退縮への対応

おもな問い合わせ先

- **KLS Martin**
  →茂久田商会
- **Hu-Friedy**
  →モリタ
- **Aesculap, Helmut Zepf**
  →FEED（歯科通販）

【使用器具】(Case12, 13)
円筒形の替刃メスハンドル (Hu-Friedy 10-130-05), No.11,15のメス (Aesculap)
Micro Adson (KLS Martin), Micro forceps (KLS Martin)
Periodontal probes (Hu-Friedy CPUNC15), Excess scaler (LM Instruments), Orban1/2 (KLS Martin,Hu-Friedy), PR3 Prichard (Hu-Friedy)
Castroviejo type 持針器 (KLS Martin 20-606-18), 剪刀 Yamaura. No27 (Helmut Zepf 46 801 11)
縫合糸 (GC ソフトレッチ C16N5G, ETHICON Vicryl rapide VR493,VR496)
リトラクター (Hu-Friedy Columbia)

Step3　結合組織の固定・縫合

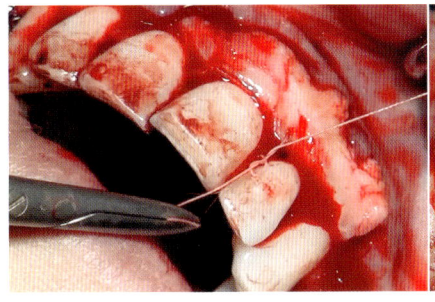

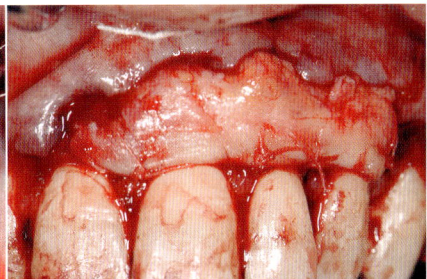

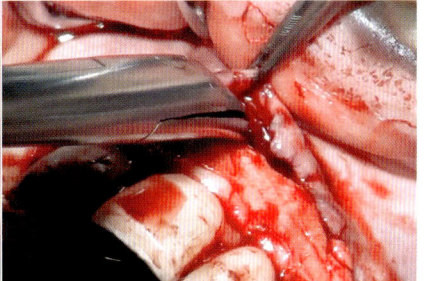

図 37-8　移植片の上皮部分を吸収性縫合糸にて固定
図 37-9　移植片の上皮部分の固定が終了した状態
図 37-10　粘膜弁を歯冠側に挙上するために減張切開を加える

図 37-11　移植片を被覆して粘膜弁を縫合する
図 37-12　縫合終了

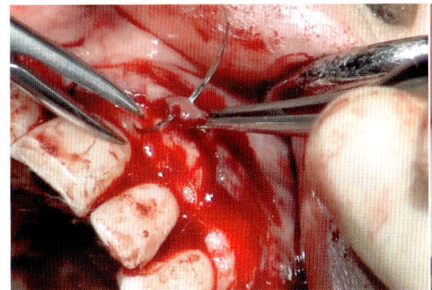

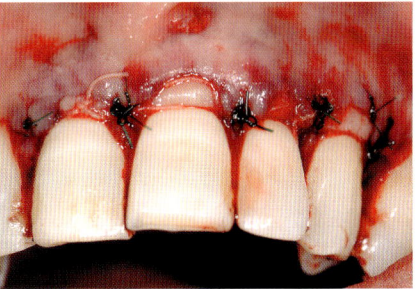

●術後経過

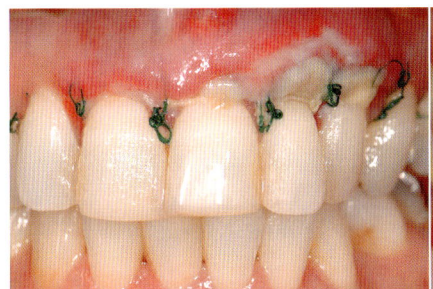

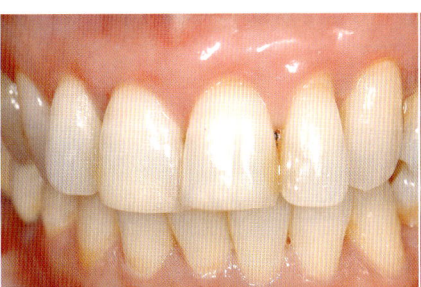

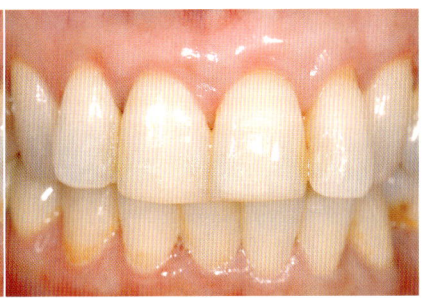

図 37-13　1週間後に粘膜弁縫合の抜糸を行う
図 37-14　術後2ヵ月経過時
図 37-15　術後6ヵ月経過時・歯肉の厚みも増している，安定した状態となった

105

Case13 付着歯肉増大術（Modified Langer 変法）

●術前の状態

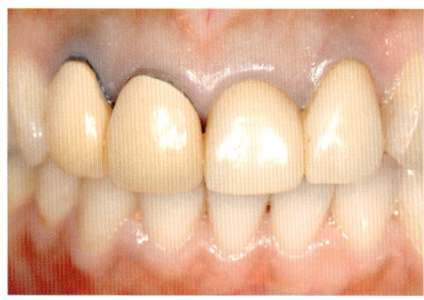

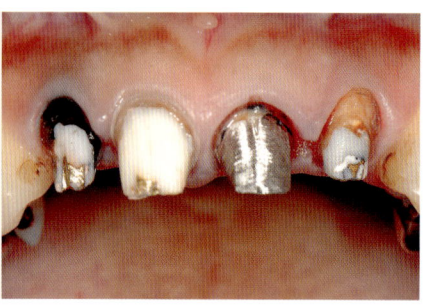

図 38-1, 2　術前の状態．上顎 4 前歯の補綴物の再製作．歯肉は薄い．Maynard の分類 type 4

Step1　切開・剝離

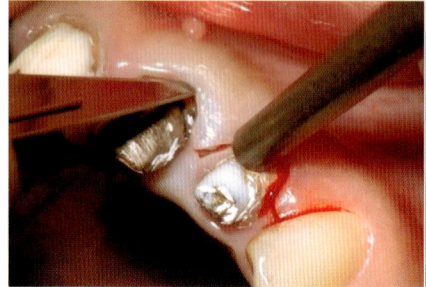

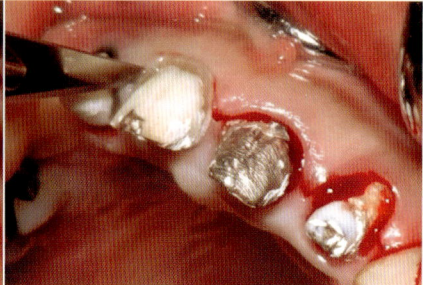

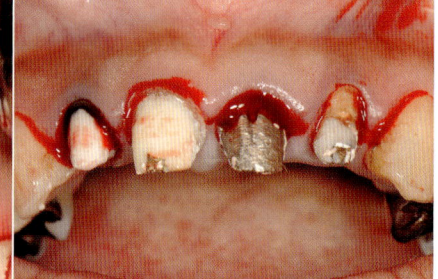

図 38-3, 4　歯肉溝内切開，ライニング．No. 11 のメスで行う

図 38-5　エンベロップ型のフラップデザイン

Step2　部分層弁の作成

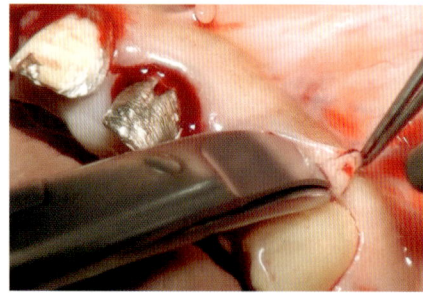

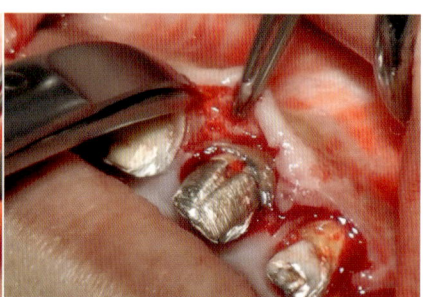

図 38-6, 7　剪刀を使って部分層弁を作成

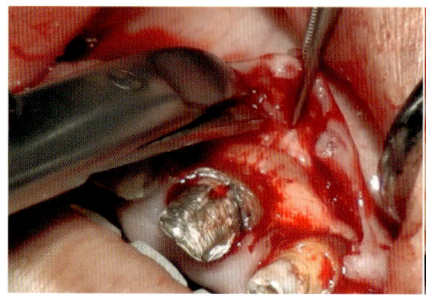

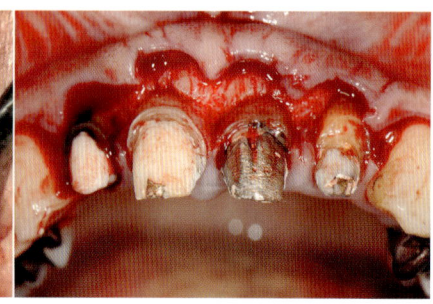

図 38-8　ピンセットで弁を保持しながら慎重に剝離を進める

図 38-9　粘膜弁の剝離・翻転終了時

4章 歯周形成外科手術/歯肉退縮への対応

Step3　上皮下結合組織の固定・縫合

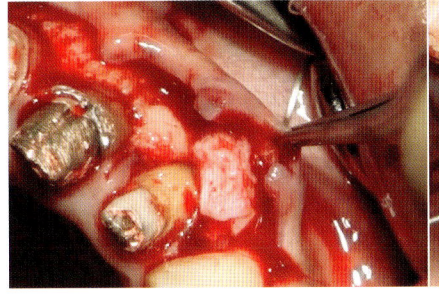

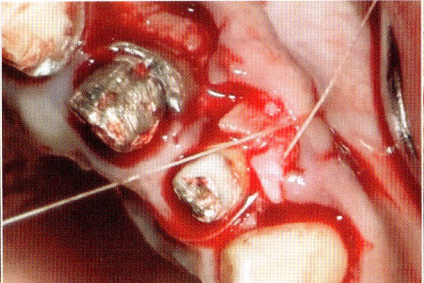

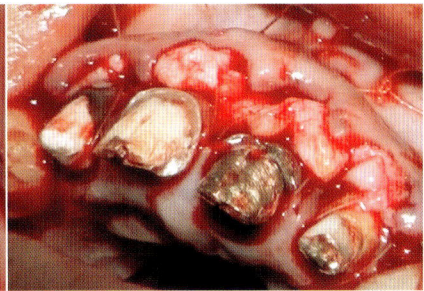

図 38-10　上顎結節より採取した上皮下結合組織片を唇側部分にトリミング後，試適
図 38-11　結合組織片を吸収性縫合糸を用いて骨膜縫合で固定
図 38-12　順次1歯ずつこの処置を行う

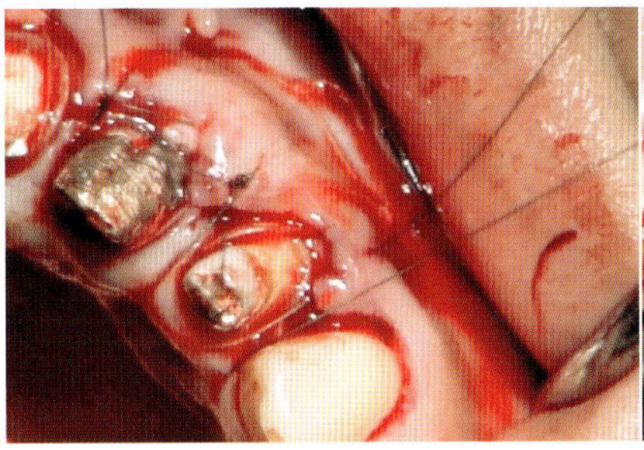

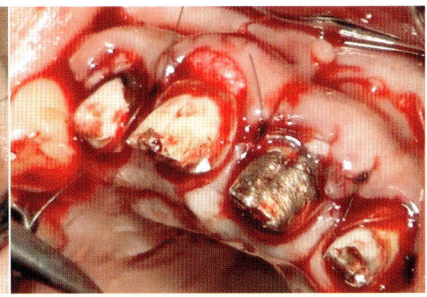

図 38-13　粘膜弁は復位縫合を行う
図 38-14　縫合終了時

Step4　抜　糸

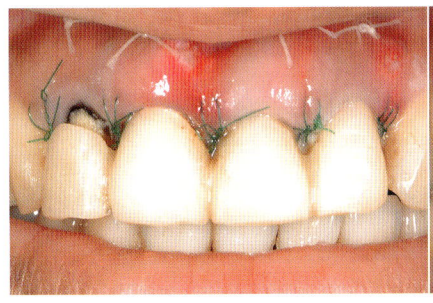

図 38-15　付着歯肉増大術を行って1週間後に，粘膜弁縫合を抜糸
図 38-16　術後3週間，結合組織を固定していた骨膜縫合を抜糸 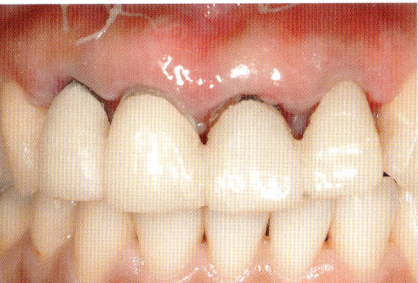
図 38-17　術後4ヵ月時．歯肉の厚みが増大している 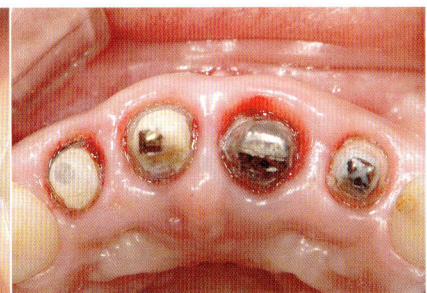

● 術後経過

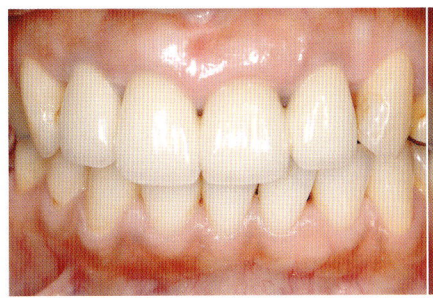

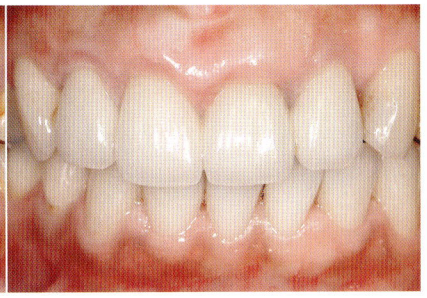

図 38-18　ジルコニアにて補綴物作製．付着歯肉の幅と厚みが増大している
図 38-19　術後2年経過時．歯間乳頭も埋まって，歯周組織は健康な状態を維持している

107

Step 3

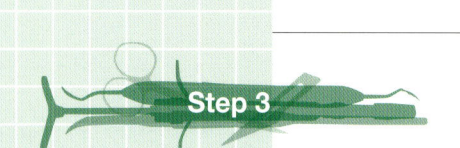

5章 歯周形成外科手術/欠損部歯槽堤への対応
歯槽堤増大術……望ましい自然感を得るために

■ 欠損部歯槽堤の吸収

　欠損部歯槽堤吸収の原因は，先天性の疾患や外傷を除くと，抜歯に関連することがほとんどです．病因は歯周病の進行，歯内療法の予後不良，根尖病変の増大，補綴後の歯根破折など，多岐にわたります．通常，抜歯により頰側骨が破壊され，抜歯窩の治癒に伴い歯槽堤が吸収していきます．

　最近は，抜歯時に骨を保存する処置法（ソケットプリザベーション）も行われていますが，抜歯前の状態を完全に維持できるケースはかぎられており，多くの場合，なんらかの欠損部の歯槽堤増大処置が必要なことが多いようです．

　歯槽堤増大の実際の方法としては，軟組織レベルからの増大方法，骨レベルからの増大方法，2つのコンビネーションによる増大方法があります．インプラント治療が前提であれば，骨レベルからの造成（GBR）が第一選択となります．それに関する治療法に関しては多くの報告がなされています．

■ ブリッジの前処置としての歯槽堤増大術

　処置に先立って欠損部の診断を精密に行う必要があります．

　欠損部歯槽堤の形態分類としては，古くはSeibertの分類，最近ではHom-Lay WangのHVC分類が知られています（**図39**）．一般的に，水平的な欠損に比べて垂直的な欠損のほうが増大術の難易度が高いようです．ポンティック部の歯槽堤増大術の考慮点を**表12**に記します．

　軟組織による増大処置を行う場合，基本的にはGarberとRosenbergが紹介したパウチ法を応用した術式が主流です．これは増大予定部位にパウチ（囊）を形成し，その中に移植材を挿入する方法です．頰側パウチ形成の粘膜弁は，エンベロップ型を基本としています（**図40**）．

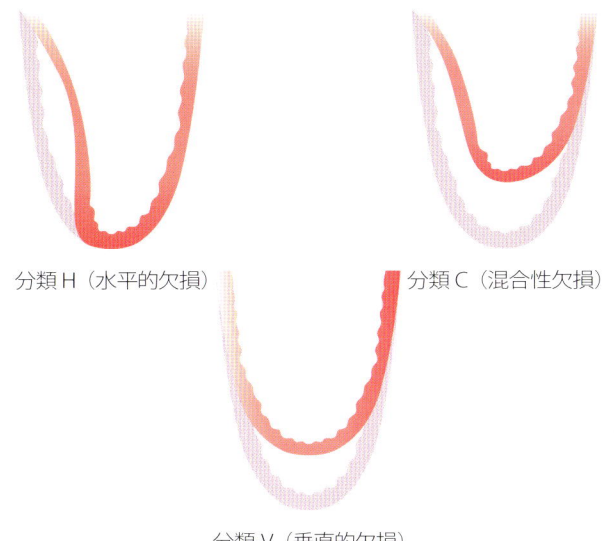

分類 H（水平的欠損）　　分類 C（混合性欠損）

分類 V（垂直的欠損）

図39 Hom-Lay Wang の HVC 分類
　各分類は，軽度（s）：≦3 mm，中等度（m）：4〜6 mm，重度（l）：≧7 mm に分けられる

	表12　歯槽堤増大の実際の考慮点
❶	処置回数の目安，治療期間
❷	全体の治療計画のなかでのタイミング
❸	欠損部の診断 　a）欠損歯数 　b）欠損部内部の支持骨残存の状態 　c）歯列のなかでの位置関係 　d）粘膜の厚み 　e）付着歯肉の有無
❹	隣在歯の歯周環境
❺	最終的な仕上がりの予想
❻	自分の技術でどこまで可能か
❼	増大に必要な組織量の供給方法
❽	増大に用いるマテリアルの選択
❾	プロビジョナルレストレーションによる調整

　エンベロップ型の粘膜弁の長所を①〜④に，弁形成の留意点を@〜©に示します．
① 比較的簡単な術式で行える．
② 受容側の粘膜の厚みに手術の成否が大きく左右されない．
③ 移植片は完全に周囲組織に包まれるため，術後の移植片の壊死の可能性が少ない．
④ 唇側に縦切開を入れる必要がなく，瘢痕を生じにくく，審美性を重視する部位においては有用性が高い．
@ パウチの形成は明視下で行えないことが多く，形成時の粘膜の穿孔に気をつける．
ⓑ 移植片を入れる量にある程度の限界があることを考える．
© エンベロップの弁を十分に広げておくこと．
　パウチ法を応用した欠損部歯槽堤の術式には，有茎弁移植，遊離組織移植があります．

1．有茎弁で行う方法

　口蓋の結合組織移植片を唇側のパウチ中に入れる有茎弁移植法，ロール法が一般的です．これは受容側が増殖，供給側が再生を行います．この方法には，1980年にAbramsにより紹介された全層弁法とそれを改良した部分層弁法があります．
　全層弁法は供給側で術後創面が露出します．この術式は上顎前歯部に行う場合が多く，術後に発音，咀嚼時に不快感がでやすいという欠点がありました．そのため最近では，部分層弁法がおもに行われています（**図41**）．
　部分層弁法の適応としては，水平，垂直欠損が軽度で，1〜2歯程度の少数歯欠損，部位は上顎前歯から小臼歯までで，供給側である口蓋部に十分な歯肉，粘膜の厚み，長さがある場合と考えています．
　また，手術部位が1ヵ所ですむため患者さんの負担が軽減される，有茎弁移植であるため血液供給が豊富で移植後の組織の壊死の可能性が低い，供給側から受容側へ似通った質の結合組織を移植できる，歯槽部の水平切開を工夫すると若干の垂直的な増大が可能，他の手術と併用できるといった利点があります．

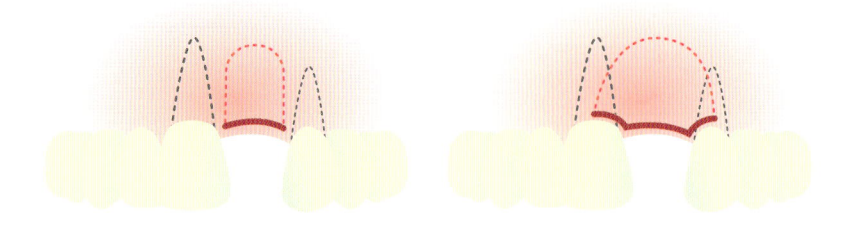

図 40 エンベロップ型粘膜弁
図 40-1 標準型：歯槽頂から根尖側に向かって部分層弁を進展する
図 40-2 標準型で大量を大きくしたいときは，歯槽頂切開を唇側に延長する

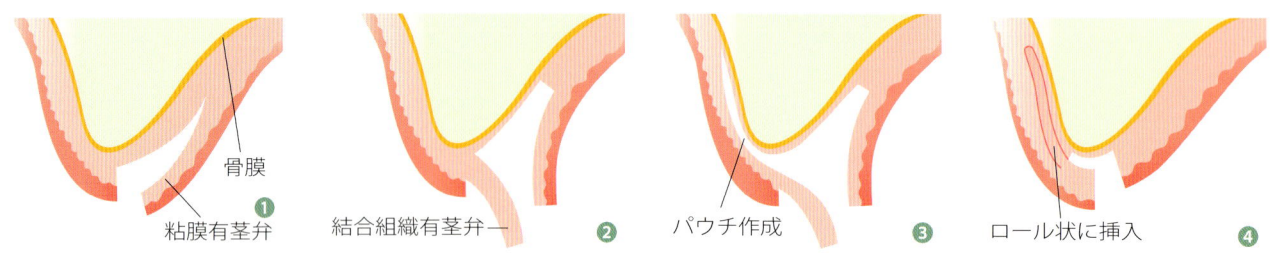

図 41 ロール法（部分層弁法）の術
❶：粘膜有茎弁の作成，❷：結合組織有茎弁の作成，❸：唇側パウチの作成，❹：パウチ内への結合組織有茎弁の挿入

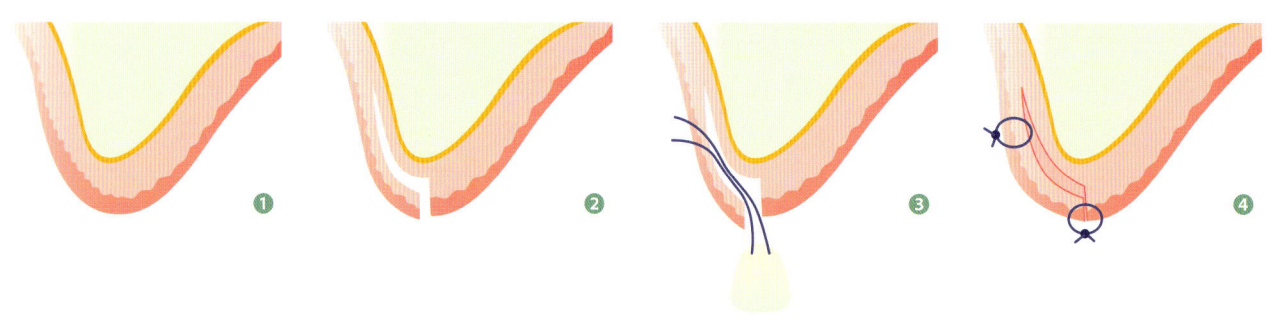

図 42 パウチ法の術式
❶：術前，❷：唇側へ部分層のパウチ形成，❸：遊離結合組織のパウチ内への挿入，❹：縫合

　しかし，限局的な部位での適応となり，増大量に限度があり，技術的に難しいなどの欠点があります．そのために全体の治療計画のなかで術前の診査診断を正確に行い，術前にシミュレーションをして手術に臨むことが大切です（**表 13**）．
　ソケットプリザベーション後に行った部分層弁法による歯槽堤増大を動画で解説します（**図 44/Case14**）．

2. 遊離組織移植

　パウチ法を基本にしています（**図 42**）．必要であれば縦切開を追加する場合もあります．受容側，供給側が異なるために，上下顎のどの部位にも適応可能です．欠損が軽度であれば，上皮下結合組織片での増大が可能です．しかし，欠損が高度に進行していくと上皮下結合組織での増大には限界があります．

5章 歯周形成外科手術/欠損部歯槽堤への対応

表13 ロール法のポイント（部分層弁法）

1. 粘膜有茎弁の形成
2. 確実な内部結合組織弁の作成
3. ゆったりしたパウチ形成
4. 縫合固定

表14 遊離組織移植による歯槽堤増大のポイント（受容側）

1. 血液供給を加味した受容側の形成
2. 移植片をゆったりと包み込める粘膜弁
3. 移植片のトリミング
4. 確実な移植片の固定
5. 術後の収縮を予測した移植

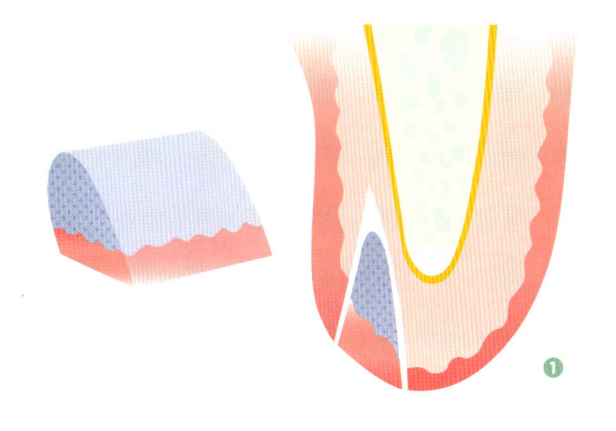

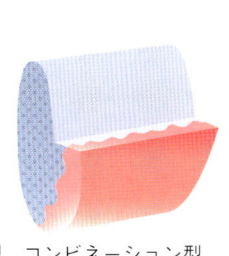

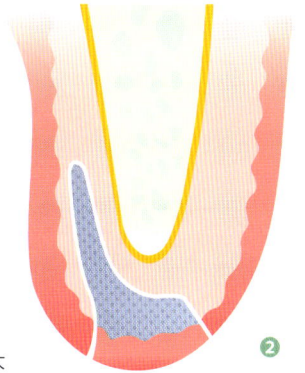

図43 インターポジション型，コンビネーション型
❶：インターポジション型グラフト唇側方向の増大
❷：コンビネーション型グラフト唇側，垂直方向の増大

おもな問い合わせ先

- KLS Martin
  →茂久田商会
- Hu-Friedy
  →モリタ
- Aesculap,
  Helmut Zepf
  →FEED（歯科通販）

【使用器具】
No.11,15のメス（Aesculap），円筒形の替刃メスハンドル（Hu-Friedy 10-130-05），Micro Adson（KLS Martin）
Micro forceps（KLS Martin），Periodontal probes（Hu-Friedy CPUNC15），Excess scaler（LM Instruments）
Orban1/2（Kls Martin,Hu-Friedy），PR3 Prichard（Hu-Friedy）
Castroviejo type 持針器（KLS Martin 20-606-18），剪刀（Yamaura No27）（Helmut Zepf 46 801 11）
縫合糸（GC ソフトレッチ C16N5G, ETHICON Vicryl rapide VR493,VR496）
リトラクター（Hu-Friedy Columbia）

　その場合には，上皮付きの結合組織に工夫を加えたインターポジション型，コンビネーション型などを利用する派生的な多くの術式が紹介されています（**図43**）．

　1歯欠損から多数歯欠損まで多くの処置が可能で，水平的から垂直的にいたる歯槽堤欠損に幅広く適応されます．しかし，欠損が大きくなれば1回の処置で回復することは困難で，段階的に処置を行う必要があります．また，移植片は術後収縮する傾向にあるため，組織の治癒を十分に待ち，次の処置を行います．そのために治療完了までの時間がかかることもあります．

　処置の実施にあたっては，綿密な治療計画を立てることはもちろんですが，それぞれの処置での目標，処置回数の目安など，患者さんに十分な説明，同意を得ておく必要があります（**表14**）．

　インターポジション型グラフトによる歯槽堤増大を動画にて解説します（**図45/Case15**）．

■Case14　ロール法（部分層弁法）による歯槽堤増大術

動画 21

●術前の状態・前処置としてのソケットプリザベーション

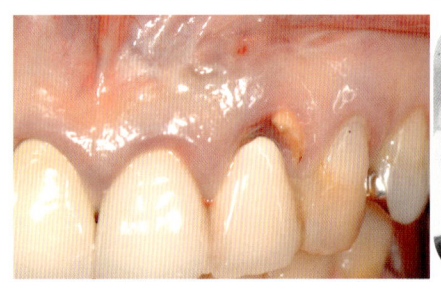

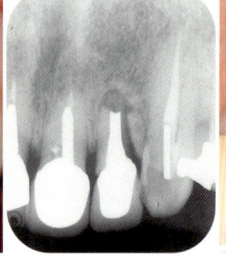

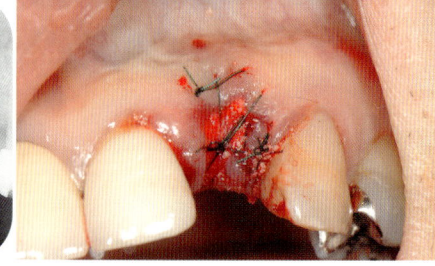

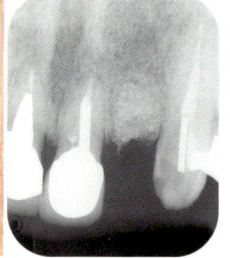

図44-1, 2　術前の状態．2｜歯根破折

図44-3, 4　抜歯時にソケットプリザベーション（HA使用）を行った

Step1　切開・有茎弁の作成

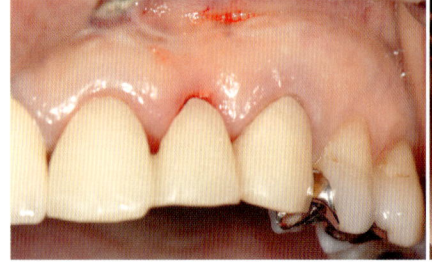

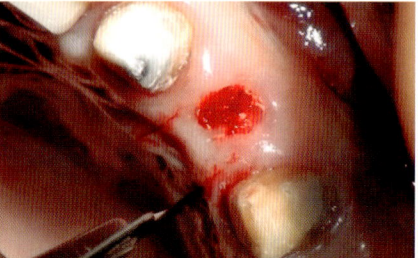

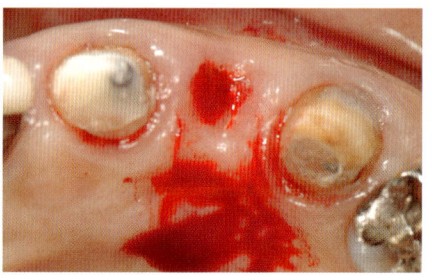

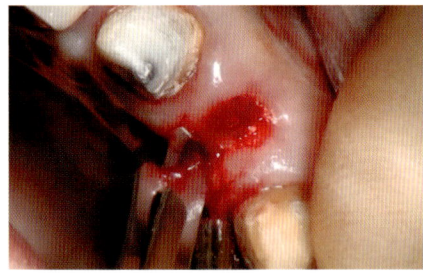

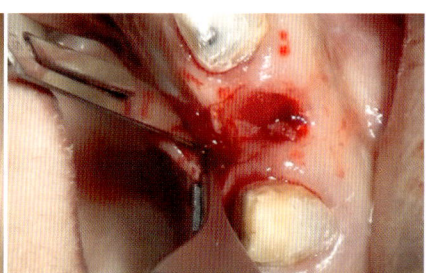

図44-5　軽度の水平的な欠損を認める

図44-6　No.15のメスで歯間乳頭を保存して口蓋部に2本の縦切開を入れる

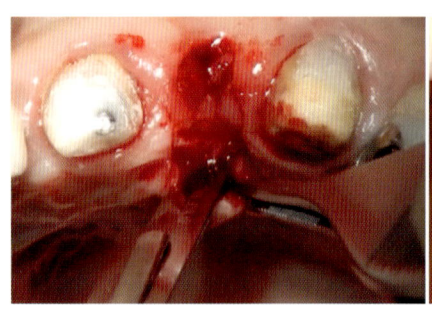

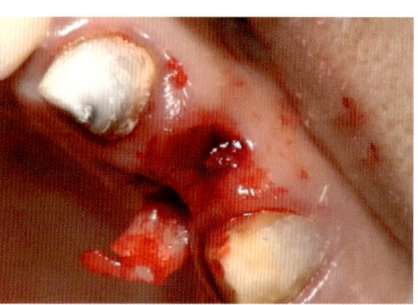

図44-7　縦切開の長さは唇側の欠損部を十分に補填できる有茎弁の長さとする

図44-8　欠損歯槽頂部に水平切開を入れる．これを粘膜有茎弁作成の起始点とする

図44-9　メスの刃先をはじめは上皮に直角に向けて入れ、途中から口蓋側に斜め方向に向けて粘膜弁を形成

図44-10　ティッシュプライヤーで弁を把持し、上皮に穿孔しないように注意して有茎弁を作成

図44-11　粘膜有茎弁を作成した状態

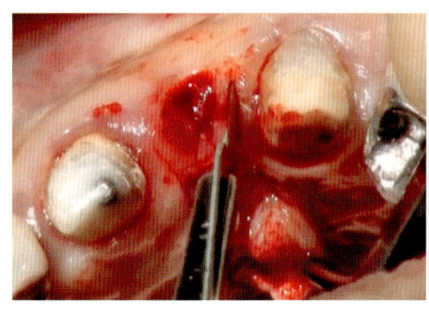

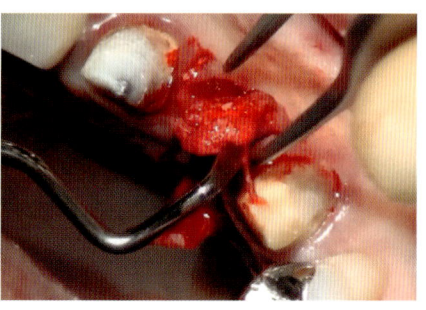

図44-12　歯間乳頭を保存するように切開線を両隣在歯の唇側まで延長し、唇側にパウチ作成の準備をする

図44-13　粘膜有茎弁の口蓋基底部に水平切開を加え、そこより内部の結合組織有茎弁を歯槽頂部に向かって作成．Orbanメスを用いて鈍的に剥離

5章 歯周形成外科手術/欠損部歯槽堤への対応

Step2 パウチの形成と結合組織弁の挿入

図44-14 有茎弁をちぎらないように慎重に扱う
図44-15 歯槽頂まで結合組織弁の剝離を行った状態
図44-16 No.15のメスで唇側に部分層のパウチ形成を始める

図44-17 Orbanメスを用いて鈍的に剝離を進める．唇側に穿孔しないように注意
図44-18 パウチの中に結合組織有茎弁をロール状に丸めて挿入
図44-19 パウチ内へ結合組織弁挿入後

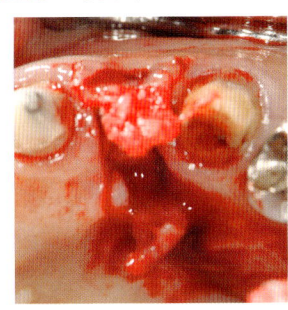

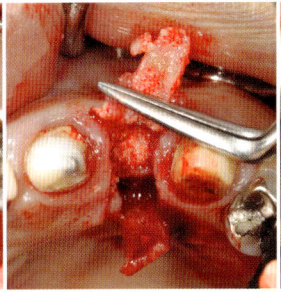

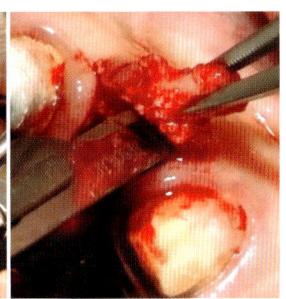

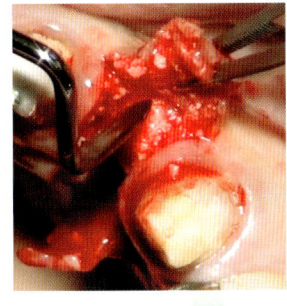

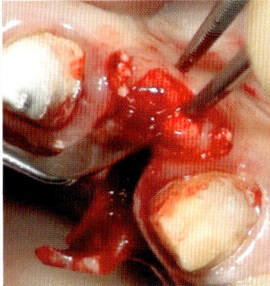

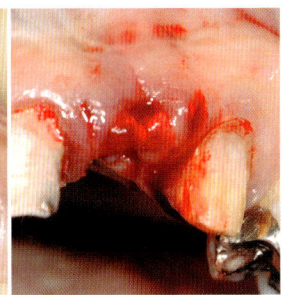

Step3 縫 合

図44-20 本症例の場合，抜歯時にHAを補填していた．HAがこぼれないようにコラコートを設置した
図44-21 縫合はゆったりと行う
図44-22 縫合終了時

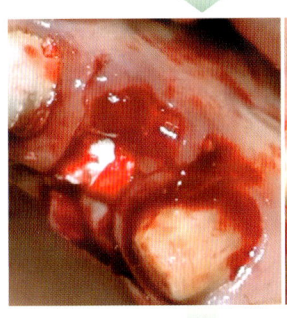

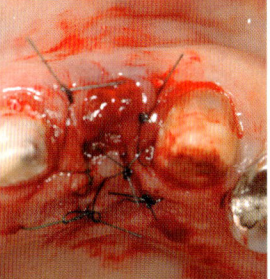

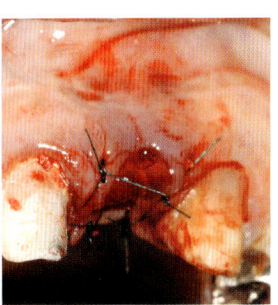

● 術後経過

図44-23, 24 術後4ヵ月時経過時．ポンティック部分の調整を行う

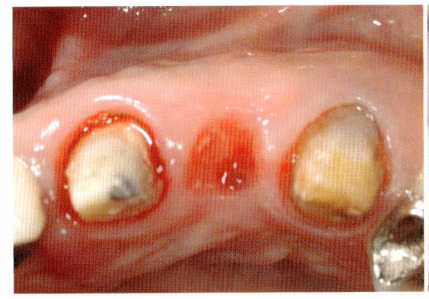

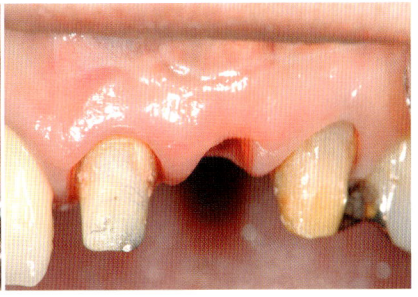

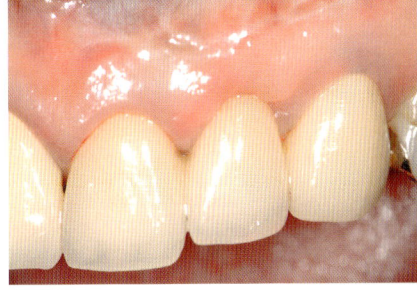

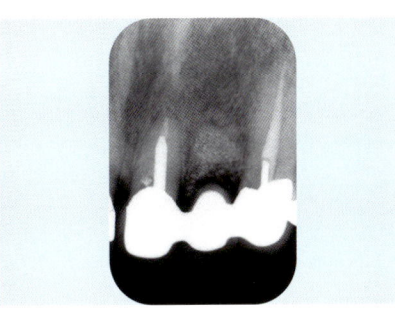

図44-25 最終補綴物装着時，ポンティック部分も自然感が出た
図44-26 最終補綴物装着時のデンタルX線写真

■Case15 インターポジション型グラフトによる歯槽堤増大術

動画 22

●術前の状態

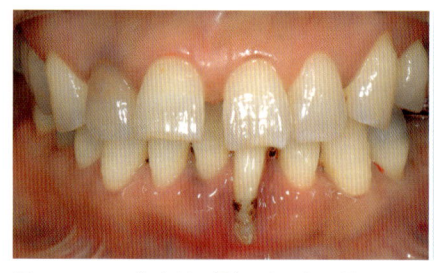

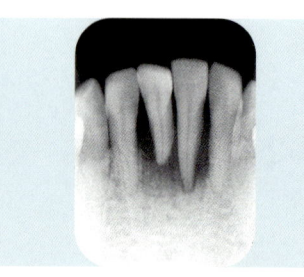

図 45-1, 2 治療前．|1 の骨吸収は著明，デンタルX線写真から 1| も保存不可能と診断

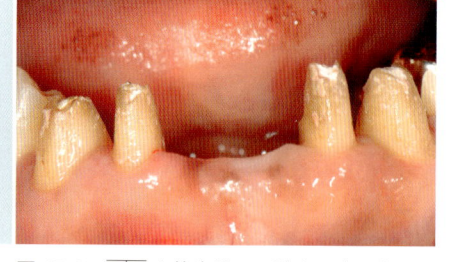

図 45-3 1|1 を抜歯後の口腔内，水平的に吸収し，垂直的には軽度である．Hom-Lay Wang の HVC 分類では分類 H-m

Step1　切開・粘膜弁の形成

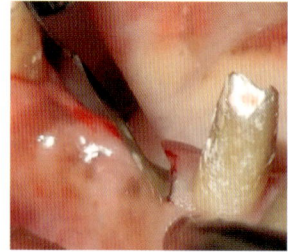

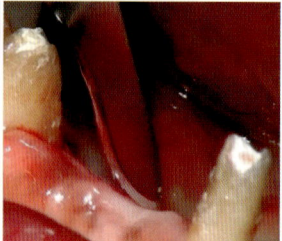

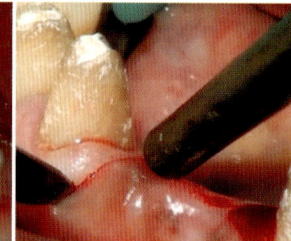

図 45-4 歯間水平切開．ライニング．No. 15 のメスで慎重に入れる

図 45-5, 6 エンベロップ型フラップ．増大量を多くするために隣在歯唇側に切開線を広げる

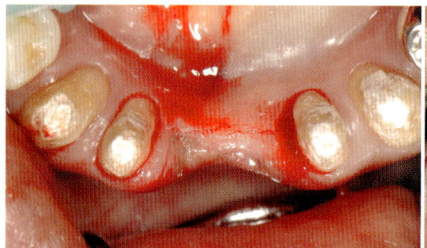

図 45-7 ライニングの終了した切開線

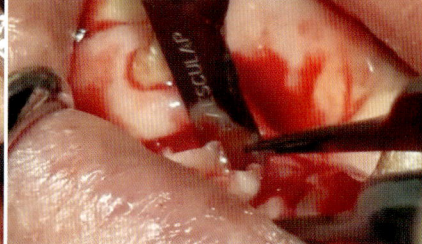

図 45-8 メスの刃先を用いて注意深く，根尖方向に向かって部分層弁を作成していく

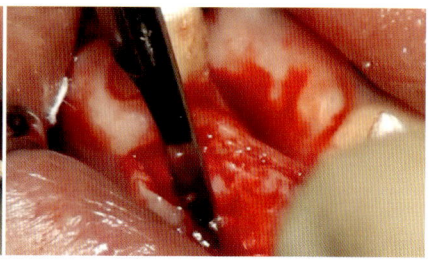

図 45-9 出血が多いため，止血しながら明視下で粘膜の穿孔に注意しながらメスを進める

Step2　パウチの形成

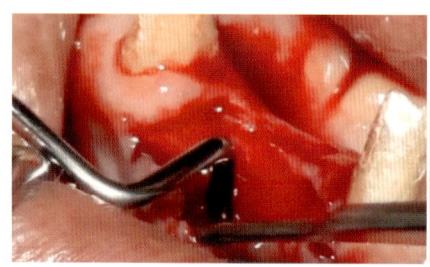

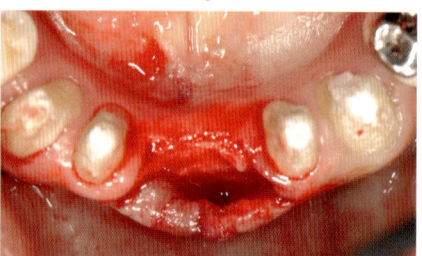

図 45-10 ある程度メスが進んだら，Orban メスを用いて鈍的な剥離を行う．ゆったりとしたパウチを形成

図 45-11 パウチ形成が終了した状態

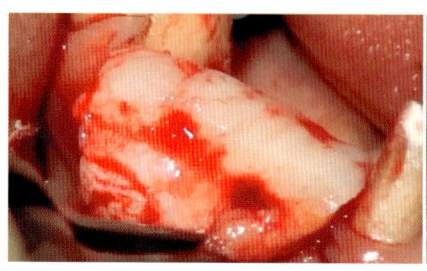

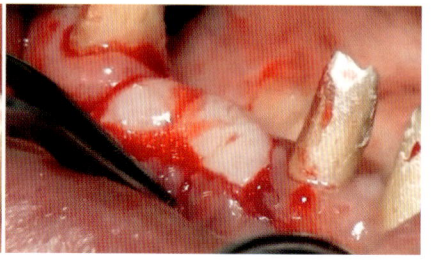

図 45-12 上顎口蓋より採取したインターポジション型組織片を欠損部に試適し，トリミングの目安を図る

図 45-13 トリミング後，パウチの中に移植片を仮に挿入し増大量を確認

5章 歯周形成外科手術/欠損部歯槽堤への対応

Step3　パウチ内への移植片の挿入・固定・縫合

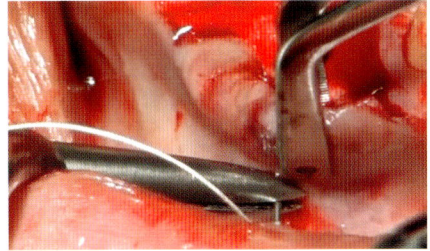

図 45-14　パウチの基底部より，吸収性縫合糸の針を唇側からパウチ内に刺入し，パウチの入り口に出す

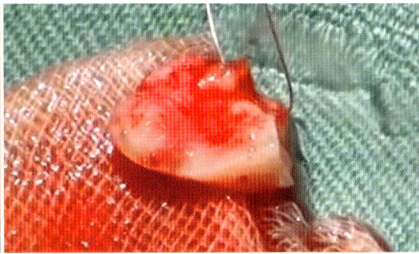

図 45-15　針を移植片の一部に通し，パウチの中に戻して，最初の刺入点近くの唇側に出す

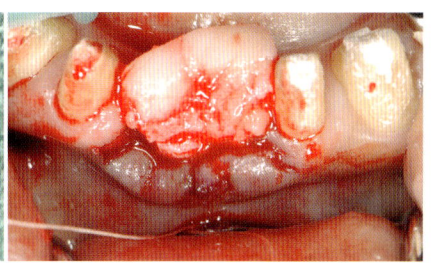

図 45-16　2本の縫合糸を慎重に引っ張りながら移植片をパウチ内に引き込む

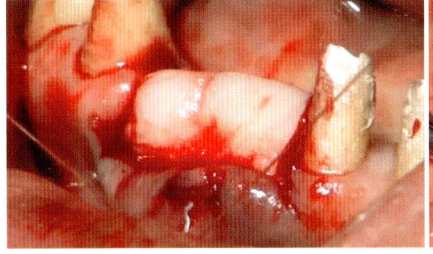

図 45-17　その後，位置決めして縫合
図 45-18　移植片を縫合固定
図 45-19　縫合で移植片を過度にきつく締めすぎないように注意

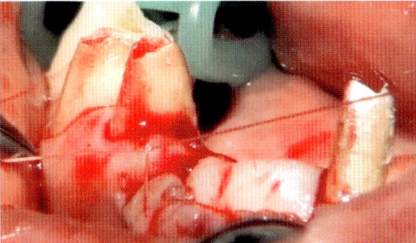

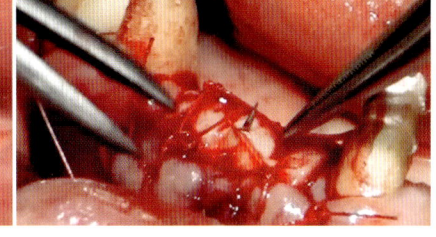

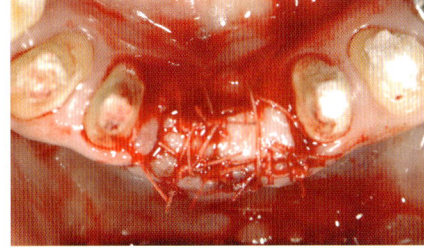

図 45-20, 21　縫合終了時の状態

●術後経過

図 45-22, 23　歯槽堤増大術後3ヵ月後よりプロビジョナルレストレーションを用いてポンティック部を調整する
図 45-24　高精度の補綴物作製を心がける
図 45-25, 26　治療後．歯周環境の整備も整いメンテナンスしやすい状態となった

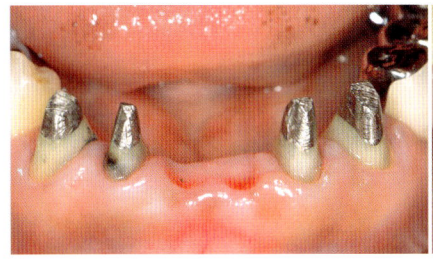

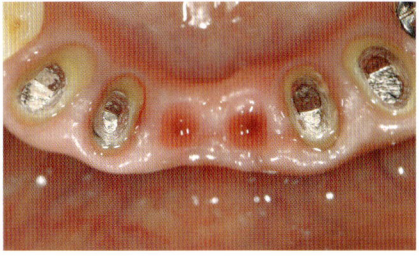

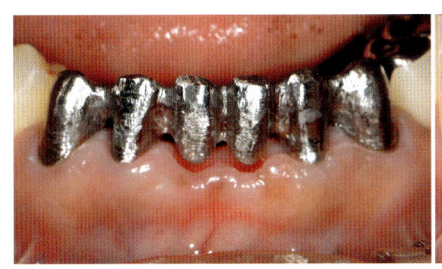

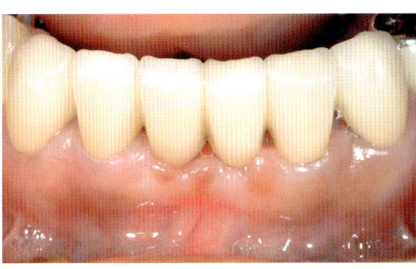

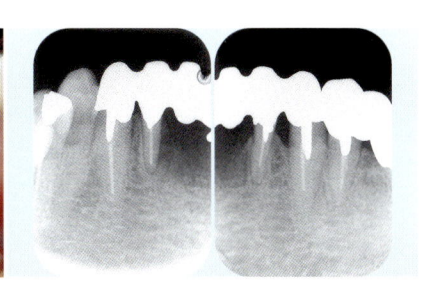

115

さくいん

■あ行

アシスタントの役割　34, 35
足場　79
インターポジション型グラフト　111, 114
一次閉鎖　52
ウィドマン改良フラップ術　73
エムドゲイン　65, 80
エンベロップフラップ　46
エンベロップ型粘膜弁　109, 110
エンベロップ法　102, 104
円刃刀（No15）　18
円筒型替刃メスハンドル　16
男結び　56
Abrams（有茎弁移植法）　109
Adson type ピンセット　20
EMD　80
e-PTFE 糸　26
everting suture　54
MGS　80, 88
MWF　73
Ochsenbein chisel　20
SPT　10
Webster type　28

■か行

カットバック　46
カラーコード　13
外斜切開　44
外反縫合　54
替刃メス　18
　　―ハンドル　16
　　―No.11（尖刃刀）　18
　　―No.12（湾刃刀）　18
　　―No.15（円刃刀）　18
隔離膜　52
郭清　80
幹細胞　80
基本セット　12
逆三角形針　25
強湾（縫合針）　24
外科結び　56
欠損部歯槽堤吸収　46
欠損部水平切開　46
結合組織　89
　　―移植　89
結紮法　56
絹糸　26
減張切開　46
コンビネーション型グラフト　111
胡弓執刀法　16
口蓋部　90
口腔粘膜　42
交叉マットレス縫合　56
骨ノミ　20
骨ヤスリ　20
骨移植　78
　　―材　78
骨整形術　69
骨切除　69
骨増殖能　78
骨伝導能　78
骨補填材（DFDBA）　65
骨膜減張切開　46
骨膜縫合　51, 69
骨誘導能　78
根面被覆術　100, 104
Castroviejo type 持針器　15, 28
Graefe type ピンセット　20

■さ行

サージカルバー　22
サポーティブペリオドンタルセラピー（SPT）　10
再生　79
　　―療法　65
細胞　79
細菌　32
三重結び　56
歯周パック　72
歯周外科の適応基準　63
歯周外科の目的　59
歯周外科基本セット　12
歯周形成外科　62, 88
歯周組織再生療法　60, 78
歯肉結合組織　89
歯肉溝内切開　44
歯肉-歯槽粘膜手術　62, 88
歯肉靭帯　91
歯肉切除術　73
歯肉退縮　100
歯肉辺縁切開　44
歯肉弁根尖側移動術　68, 70
自家骨　78
持針器　28
執筆執刀法　16
斜切開　46
弱湾（縫合針）　24
手術室　32, 33
修復　79
縦切開　44
準不潔　32
消毒　32
上皮下結合組織　92
上皮付き結合組織　92
スウェッジ　25
スケーラー　20
スペースメーキング　80
水平マットレス縫合　56
垂直マットレス縫合　55
垂直懸垂マットレス縫合　56
垂直切開　46
清潔　32
切開　42
　　―の種類　44
切除療法　60, 68
尖刃刀（No.11）　18
剪刀（ハサミ）　30
全層弁＋部分層弁　69
全層弁剥離　19, 50
ソーイングモーション　43
ソケットプリザベーション　110
組織移植片　89
組織再生　79
組織付着療法　60, 73, 74
搔爬　52
増殖因子　79
supportive periodontal therapy（SPT）　10
Seibert の分類　108

■た行

大口蓋動脈　90
単純縫合　55
断続縫合　54
ディープニング　43
トライアンギュラーフラップ　46
ドレーピング　35
ドレッシングタイプ（ピンセット）　20
DFDBA　65
tissue forceps　19

■な行

内斜切開　44
二次創傷治癒　98
粘膜骨膜弁　50
粘膜性骨膜　42
粘膜剥離子　19
粘膜弁　51

■は行

パウチ法の術式　110
剥離　50
剥離子　19
ピンセット　19
病的組織の郭清　52
フラップ手術　73
フルフラップ　46
付着器官　79
付着歯肉増大術　100, 106
部分層弁剥離　51, 62
部分層弁法（有茎弁移植法）　109
ペーパーサージェリー　14
ペリオドンタルナイフ　18
平面型替刃メスハンドル　16
ボーンキュレット　22
ポケットプローブ　20
縫合　52
　　―糸　24, 25, 26
bach action chisel　18
full thickness flap　19, 50
Furbringel 法　36
Hom-Lay Wang の HVC 分類　108
papilla preservation technique　48, 62
partial thickness flap　82
periodontal plastic surgery（PPS）　51, 88
periosteal elevator　19, 62
plier　19
violin-bow holding　16, 17

■ま行

マットレス縫合　55
マルチフィラメント　25
未分化間葉系幹細胞　79
メスの把持法　17
滅菌　32
　　―パック　34
モノフィラメント　25
Maynard による分類　100
Miller の分類　100
modified Langer 法　102
muco gingival surgery（MGS）　80, 88
Mathieu type 持針器　28

■や行

有茎弁移植法　101
遊離歯肉移植　89
遊離組織移植　101

■ら・わ行

ライニング　43
リトラクター　22
両側歯間乳頭弁移動術　103
連続縫合　54
ロール法　109, 112
　　―の術式（部分層弁法）　110
Langer & Langer 法　102
writing-pen holding　16, 17
湾刃刀（No.12）　18

参考文献

1) 天野敦雄ほか監修：ビジュアル歯周病を科学する．クインテッセンス出版，2012．
2) 小野善弘，中村公雄ほか編：予知性の高い補綴治療の為の歯周外科の考え方と実際．クインテッセンス出版，1994．
3) 佐藤直志：歯周補綴の臨床手技．クインテッセンス出版，1992．
4) 下川公一：より効果的な歯周組織の改善を目指して/GC友の会臨床シリーズ No78，歯周病の予防と治療，1998，22～23．
5) 吉江弘正，宮本泰和編著：再生歯科のテクニックとサイエンス．クインテッセンス出版，2005．
6) 山崎長郎，本田正明編著：臨床歯周補綴．第一歯科出版，1990．
7) Axelsson P, Lindhe J：Effect of controlled oral hygiene procedures on caries and periodontal disease in adult：Result after six years. J Clin Periodontal, 8（3）：239～248, 1981.
8) Becker W, et al：A longitudinal study comparing scaling, osseous surgery and modified widman procedures：Result after 5years. J Periodontal, 72（12）：1675～1684, 2001.
9) Rufenacht CR，日本歯科審美学会訳：ファンダメンタルス・オブ・エステティックス．クインテッセンス出版，1994．
10) Cohen E 著，鴨井久一，太田紀雄訳：コーエン歯周外科アトラス．西村書店，1990．
11) Curnute D, Solnit A：Occlusal correction. クインテッセンス出版，1988.
12) Ericsson I, Lindhe J：Recession in site with inadequate width of keratinized gingiva. An experimental study in the dog. J Clin Periodontal, 11（2）：95～103, 1984.
13) Goodson JM et al：Patterns of progression and regression of advanced destructive periodontal disease. J Clin Periodontal, 9（6）：472～481, 1982.
14) Grbic JT, Lamster IB：Risk indicators for future clinical attchment loss in adult periodontitis：Patient variables. J Periodontal, 62（5）：322～329, 1991.
15) Lindhe J 編著，岡本浩監訳：臨床歯周病学とインプラント．クインテッセンス出版，1994，2005．
16) Lindhe J, et al：Critical probing depths in periodontal therapy. J Clin Periodontal, 9（4）：323～336, 1982.
17) Lindhe J, Nyman S：The effect of plaque control and surgical pokets elmination on the establishment and maintenance of periodontal health. A longitudinal study of periodontal therapy of advanced disease. J Clin Periodontal, 2（2）：67～79, 1975.
18) Maynard JC, Wilsoon R：Physiologic dimensions of the periodontium significant to the restorative dentist. J Periodontal, 50（4）：170～174, 1979.
19) Nevins M：Attached gingiva-mucogingival therapy and restorative dentistry. Int J Periodont Rest Dent, 6（4）9～27：1986.
20) Nevins M, Melloning JT 編，小野善弘，中村公雄監修：ペリオドンタルセラピー/臨床と科学的根拠．クインテッセンス出版，1998．
21) Nyman S, et al：Periodontal surgery in plaque-infected dentitions. J Clin Periodontal, 4（4）：240～249, 1977.
22) Dawson PE 著，丸山剛郎監訳：オクルージョンの臨床．医歯薬出版，1993．
23) Pihlstrom B, et al：Comparison of surgical and nonsurgical treatment of periodontal disease. A review of current studies and additional results after 61/2 years. J Clin Periodontal, 10（5）：524～541, 1983.
24) Preber H, Bergstrom J, et al：The effect of non-surgical treatment on periodontal pockets in smokers and nosmokers. J Clin Periodontal, 13（4）：319～323, 1985.
25) Waerhaug J：Healing of the dento-epithlial junction following subgingival plaque contorol. 2：As observed on extracted teeth. J Periodontal, 49（3）：119～134, 1978.
26) Wennstrom JL：Lack of association between width of attached gingiva and development of soft tissue recession, A 5-years longitudial study. J Clin Periodontal, 14（3）：181～184, 1987.
27) 河奈浩正，朝波惣一郎ほか編：インプラント治療に役立つ外科基本手技．クインテッセンス出版，2000．
28) 佐藤直志：歯周外科の臨床とテクニック．クインテッセンス出版，1997．
29) 佐藤直志：歯周，補綴のメインテナンス．クインテッセンス出版，2006．
30) 日本歯周病学会編：歯周病の検査，診断，治療計画の指針．日本歯周病学会，2009．
31) 小方頼昌，國松和司：失敗しない歯周外科．クインテッセンス出版，2007．
32) 中川種昭編：歯界展望別冊/初めてのフラップ手術．医歯薬出版，2007．
33) Cohen E 著，鴨井久一ほか訳：コーエン審美再建歯周外科アトラス．西村書店，1994．
34) Cohen ES, 鴨井久一ほか訳：コーエン審美再建歯周外科カラーアトラス．西村書店，2009．
35) Takei H, Han T ほか著，申基喆ほか監訳：ペリオ＆インプラントセラピー．クインテッセンス出版，2009．
36) 山根源之，外木守雄：抜歯がうまくなる臨床のポイントQ＆A．医歯薬出版，2010．
37) 加藤熈ほか編：歯界展望別冊/歯周病のメインテナンス治療．医歯薬出版，2000．
38) 上田秀朗ほか編：補綴臨床別冊/歯科における再生療法．医歯薬出版，2006．

39) 野口俊英ほか編：歯界展望別冊/GTRを再評価する．医歯薬出版，1998．
40) 伊藤公一ほか編：日本歯科評論別冊/日常臨床における再生療法のテクニックと長期経過．ヒョーロンパブリッシャーズ，2009．
41) 安東俊夫：歯周形成外科を行う際の適応症とその処置．ザ・クインテッセンス，23（11）：55〜65，2004．
42) 安東俊夫：歯周形成外科/FGG，CTGを再考する．ザ．クインテッセンス，25（9）：63〜79，2006．
43) 安東俊夫：Video画像で学ぶ歯周形成外科増大術（2）．歯界展望，104（2）：299〜310，2004．
44) 安東俊夫：より確実な歯周外科手技の習得を目指して．日本歯科評論，783：65〜70，2008．
45) 申　基喆ほか編：特集/歯肉退縮への対応．歯界展望，199（2）：261〜295，2002．
46) 宮本泰和：結合組織移植による根面被覆—エンベロップテクニックによる審美的対応．ザ・クインテッセンス，15（1）：120〜131，1996．
47) Chiche G，Caulill R著，伊藤公一訳：審美的な歯肉の確立．ザ・クインテッセンス，13（7）：1436〜1459，1994．
48) Langer B, Langer L：Subepitherial cnnective tissue graft technique for root coverage. J Periodontal, 56（12）：715〜720, 1985.
49) Raetzke PB：Covering locallzed areas of root exposure employing the envelope technique. J Periodontal, 56（7）：397〜402, 1985.
50) Seibert JS, Louis JV：Soft tissue ridge augmentation utlizing a combinatin onlay interpositional graft procedure. Int J Periodont Rest Dent, 16（4）：310〜321, 1996.
51) Wang HL, Al-Shammari K, et al：HVC ridge deficiency classification：A therapeutically oriented classification. Int J Periodont Rest Dent, 22（4）：335〜343, 2002.
52) Liu CL et al：Connective tissue graft：A classification for design from the palatal site and clinical case reports. Int J Periodont Rest Dent, 22（4）：373〜379, 2002.
53) Reiser GM et al：The subepithelial connective tissue graft palatal donor site；Anatomic cinsiderations for surgeons. Int J Periodont Rest Dent, 16（2）：131〜137, 1996.
54) Garber DA, Rosenberg ES：The edentulous ridge in fixed prosthodontics. Compend Contin Edvc Dent, 2（4）：212〜223, 1981.
55) Bruno JF：Connective tissue graft technique assuring wide root caverage. Int J Periodont Rest Dent, 14（2）：126〜137, 1994.
56) Ten Cate AR, 川崎堅三ほか訳：Ten Cate 口腔組織学．医歯薬出版，2006．
57) Scharf DR, Tarnow DP：Modified roll technique forlocalized alveolar ridge augmentation. Int J periodont Rest Dent, 12（5）：415〜425, 1992.
58) SclarAG：Soft tissue and esthetic considerationsin implant therapy. クインテッセンス出版，2003．
59) アメリカ歯周病学会編：AAP歯周疾患の最新分類．クインテッセンス出版，2001．

DVDビデオについて

＜DVD使用上のご注意＞

・本DVDには約57分の映像がDVDビデオ形式にて収載されています．
・本DVDはDVDビデオ専用プレーヤーでご覧ください．
・本DVDをご使用になった結果について，医歯薬出版株式会社および本DVD制作関係者は一切の責任を負いません．

＜著作権に関して＞

・本DVDを無断で複製・公に上映・公衆送信（送信可能化を含む）・翻訳・翻案することは法律により禁止されています．
・本DVDは，図書館およびそれに準ずる施設において，館外へ貸し出しすることを禁止します．

＜お問い合わせ先＞

・弊社ホームページ http://www.ishiyaku.co.jp/ebooks/ よりお問い合わせください．ホームページにアクセスできない場合は，FAX（03-5395-7606）にてお受けいたします．

【著者略歴】

安 東 俊 夫
1961年　福岡県に生まれる
1988年　北海道大学歯学部卒業
同　年　九州大学歯学部口腔外科学第2講座（現口腔
　　　　顎顔面外科学）勤務（～1990年）
1990年　福岡県筑紫野市緒方歯科医院勤務
1992年　福岡県大野城市開業
2010年　歯学博士

日本歯周病学会認定歯周病専門医，指導医
日本顎咬合学会認定医
近未来オステオインプラント（IPOI）学会認定指導医
アメリカ歯周病学会（AAP）会員
京セラメディカル公認インプラントインストラクター
下川公一臨床セミナーインストラクター
日本審美歯科協会会員
PABC会員
経基臨塾会員

安東歯科医院
〒816-0932　福岡県大野城市瓦田1-16-12
Tel・Fax：092-574-3555
mail：info@ando-dc.jp

動画で体感！　ステップアップ歯周外科
診断・手順・テクニックDVDビデオ付　　ISBN978-4-263-44380-4
2013年2月10日　第1版第1刷発行
2019年5月15日　第1版第5刷発行

著　者　安　東　俊　夫
発行者　白　石　泰　夫
発行所　医歯薬出版株式会社
〒113-8612　東京都文京区本駒込1-7-10
TEL.（03）5395-7638（編集）・7630（販売）
FAX.（03）5395-7639（編集）・7633（販売）
https://www.ishiyaku.co.jp/
郵便振替番号　00190-5-13816

乱丁，落丁の際はお取り替えいたします　　印刷・三報社印刷／製本・皆川製本
Ⓒ Ishiyaku Publishers, Inc., 2013. Printed in Japan

本書の複製権・翻訳権・翻案権・上映権・譲渡権・貸与権・公衆送信権（送信可能化権を含む）・口述権は，医歯薬出版(株)が保有します．
本書を無断で複製する行為（コピー，スキャン，デジタルデータ化など）は，「私的使用のための複製」などの著作権法上の限られた例外を除き禁じられています．また私的使用に該当する場合であっても，請負業者等の第三者に依頼し上記の行為を行うことは違法となります．

JCOPY ＜出版者著作権管理機構　委託出版物＞
本書をコピーやスキャン等により複製される場合は，そのつど事前に出版者著作権管理機構（電話03-5244-5088，FAX 03-5244-5089，e-mail：info@jcopy.or.jp）の許諾を得てください．